Dr. Manfred Doepp & Alexander Glogg

Zeitgemäßes Heilen

Wie der natur-elektrische Organismus
des Menschen seine
energetische Harmonie wiederfindet

Hesper-Verlag

Bibliografische Information der Deutschen Nationalbibliothek:
Die Deutsche Nationalbibliothek verzeichnet diese Publikation
in der Deutschen Nationalbibliografie; detaillierte bibliografische
Daten sind im Internet über www.dnb.de abrufbar.

Lektorat:
Alfons Handermann, Winterthur

Covergestaltung:
Patrick Horn | horn-mueller.de

Satz & Layout:
BewusstseinsAgentur | www.bewusstseinsagentur.de

Titelbild:
Yellowj | shutterstock.com

ISBN: 978-3-943413-18-2

Für eine zeitgemäße Medizin

INHALT

0. VORWORT

Liebe Leserinnen, liebe Leser,

haben Sie Lust auf ein kleines, aber ungemein aufschlussreiches Experiment? – Wenn ja, dann gehen Sie bitte jetzt einmal hinaus ins Freie. Suchen Sie sich eine nahe Rasenfläche oder Wiese. Wenn es gerade regnet oder das Gras noch feucht vom Morgentau ist – um so besser.

Ziehen Sie nun Ihre Schuhe und auch Ihre Strümpfe oder Socken aus. Und jetzt betreten Sie das frische Grün – barfuss. Laufen Sie ein wenig auf und ab, genießen Sie das Kribbeln der Grashalme unter Ihren Fußsohlen. Konzentrieren Sie sich auf dieses Gefühl. Und analysieren Sie einmal die Empfindungen, die Sie dabei haben. Erinnern Sie sich auf einmal an Ihre Kindheit? Haben Sie das scheue Gefühl, etwas Verwegenes zu tun? Möchten Sie laut herauslachen, weil die Pflanzenspitzen unter Ihren Füssen die so empfindlichen Sohlen kitzeln? Oder müssen Sie einfach nur lächeln, weil sich die Erde unter Ihren Füssen so unwahrscheinlich gut anfühlt?

Merken Sie etwas? Es fällt schwer, ein grimmiges Gesicht zu machen, wenn man barfuss durchs Gras läuft. Der eigene Körper genießt in aller Regel dieses so einfache, so natürliche, aber für uns moderne Menschen bereits eher ungewöhnliche Erlebnis.

Die nackten Füße im frischen Gras zu fühlen, führt dazu, dass in Ihrem Gehirn Glückshormone ausgeschüttet werden. Ihr Körper kann gar nicht genug davon bekommen. Von diesem unvergleichlichen Empfinden, die Natur / die Erde unmittelbar direkt auf der Haut zu spüren. Aber haben Sie einmal darüber nachgedacht, warum das eigentlich so ist? Warum es uns so unglaubliches Wohlbefinden bereitet, barfuss durchs feuchte Gras zu laufen?

Wie funktioniert dieser geheime Mechanismus, der uns lächeln lässt? Welches verborgene Wirkprinzip führt zu diesem wohligen Gefühl in unserem Körper, in unserem Gehirn?

Wenn Sie jetzt sagen: «Das ist doch nicht wichtig! Hauptsache ist doch, ich fühle mich im Alltag relativ wohl! Und habe etwas gefunden, das mir Wohlbefinden bereitet», dann haben Sie natürlich absolut Recht. Aber es lohnt sich, diesem kleinen Geheimnis des Lebens einmal auf die Spur zu kommen.

Denn dieser auch Ihnen wahrscheinlich bisher verborgene Mechanismus der Natur, der aus einem Spaziergang barfuss durchs feuchte Gras ein durch und durch positives Erlebnis macht, ist ein in unserer sogenannten modernen Welt schon fast völlig vergessenes Prinzip des Lebens.

Auf die Frage, woher dieses Wohlbefinden nackter Füße im feuchten Gras stammt, gibt es eine einfache Antwort: wir werden dabei geerdet. Übermäßige Spannung wird aus unserem Körper schadfrei abgeleitet. Genauso wie dies in der Elektro-Technik beim Strom mit der sog. Erdung geschieht.

Als die Natur unsere Körper schuf, waren wir nackt – und damit barfuss. Dadurch wurde automatisch durch die Erdung unseres auf Naturelektrizität basierenden Bewegungsapparates die überschüssige Ladung unseres Körpers, unserer Haut stets auf natürlichem Wege in die Erdoberfläche abgeleitet bzw. konnte die fehlende Ladung (Elektronen) für unseren Körper von dort «aufgeladen» werden.

Allerdings ist uns diese natürliche Erdung in den letzten Jahrtausenden mehr und mehr abhanden gekommen. Wir Menschen tragen heute als einziges Lebewesen solche aus Natursicht völlig verrückten Dinge wie ‹Schuhe›, die uns mit ihren Sohlen und deren bis ins Unendliche gehenden ‹elektrischen Widerstand› von der Mutter Erde trennen. Und damit von jeglicher notwendigen elektrischen Erdung.

Doch damit nicht genug. Auch unsere Häuser und Wohnungen sind heute gänzlich von der Erdoberfläche abisoliert. Wir leben und arbeiten quasi in Faradayschen Käfigen, die verhindern, dass sich negativ wirkende Ladungszustände unseres Körpers auf natürlichem Wege neutralisieren.

War Ihnen das alles bisher bewusst? Auf unserer Hautoberfläche bauen sich tatsächlich teilweise erhebliche elektrische Ladungen auf, die – so haben von uns durchgeführte Messungen ergeben – in der Spitze bis zu 180 Volt betragen können. Und diese auf den gesamten Organismus wirkenden, schädlichen Ladungspotentiale sind es, die Sie zum Beispiel beim Barfusslaufen durchs Gras auf ganz natürliche Weise wieder ableiten können. Ihr Körper wiederum dankt Ihnen dies mit Wohlbefinden, damit Sie sich möglichst lange und nachhaltig daran erinnern, was Ihnen und Ihrem Körper wirklich gut tut.

Doch dieses so einfache Experiment – Barfusslaufen durchs feuchte Gras – ist eigentlich nur der Einstieg in einen unglaublich vielseitigen und komplexen

Bedeutungskosmos, den wir Ihnen mit diesem Buch ein wenig näher bringen möchten. Was wir Ihnen unter dem Titel **‹Zeitgemäßes Heilen›** auf den folgenden Seiten vorstellen werden, wird Ihnen helfen, bisher nur mit subjektiven Sinneseindrücken beschreibbare Phänomene des Lebens für sich selbst (und gegenüber anderen) rational erklärbar zu machen.

Auch wenn Sie nach dieser Lektüre wahrscheinlich Vieles, was Sie tagtäglich erleben und empfinden, auf einmal in einem methodisch leicht nachzuvollziehenden, wissenschaftlichen Zusammenhang selbst beschreiben können, wird das Leben für Sie seinen so großartigen Zauber nicht verlieren. Ganz im Gegenteil. Das Verständnis um die bisher verborgene Systematik des natur-elektrischen Menschen wird Ihnen völlig neue Erkenntnisdimensionen öffnen, wie das Leben und das Sein in ihrem Innersten funktionieren. Sie werden staunen über die wirklich immer wieder unerwartet großartige Schönheit des Lebens.

Ganz nebenbei aber wird Ihnen dieses Buch über den natur-elektrischen Menschen, der wir alle sind, eine vielleicht völlig neue Sicht auf ein sich gerade neu erfindendes Gesundheitswesen eröffnen. Was Krankheit ist – was Gesundheit – das wird vor dem Deutungshorizont eines allein auf Elektrizität basierenden Lebens zu etwas fundamental anderem als es heute noch die sogenannten Schulwissenschaften und die sogenannte Schulmedizin vertreten. Mit völlig neuen Diagnose- und Therapie-Konzepten. Also, liebe Leserinnen und Leser, seien Sie gespannt auf die folgenden Seiten und Kapitel dieses Buches. Wir versprechen Ihnen, es werden sich Ihnen viele neue, Ihnen wahrscheinlich bisher unbekannte Türen zu einer neuen Wissenschaft öffnen, die das Leben von uns Menschen in den nächsten Jahren nachhaltig verändern werden.

Seien Sie neugierig. Und gehen Sie öfters mal barfuss, wenn Sie draußen in der Natur über Mutter Erde schreiten. Sie sind Teil von ihr; wir sind Teil von ihr. Und Mutter Erde lohnt uns ihre zärtliche Berührung – selbst mit den Füßen – mit Glück und Freude. Indem sie uns nimmt, was uns belastet und uns krank macht: schädliche elektrische Ladungen auf unserer Haut, in unserem Körper, der aufgrund wachsender elektrotechnischer Umweltverschmutzung zunehmend belastet wird.

Und in dem Maße, wie wir diese schädlichen Ladungspotentiale aus und von unserem Körper auf ganz natürlichem Wege ableiten, wird das Wohlbefinden zu uns zurückkehren. Garantiert. Probieren Sie es einfach einmal aus. Sie werden es erleben!

In Liebe,
Ihr Dr. Manfred Doepp und Alexander Glogg

Schweiz , im Jahre 2014

1. DER NATUR-ELEKTRISCHE MENSCH

Sie haben das bestimmt schon einmal erlebt: Sie möchten eine Autotür öffnen, nähern sich dabei mit Ihrer Hand dem Metall der Tür und plötzlich kommt es zu einem kurzen, aber gelegentlich auch heftigen und schmerzhaften Funkenüberschlag, der Sie instinktiv die Hand zurückzucken lässt. Manchmal «funkt» es auf ganz ähnliche Weise, wenn Sie sich einem anderen Menschen nähern wollen, um ihm die Hand zu reichen oder ein eigenes Kleidungsstück berühren.

Solche Phänomene werden üblicherweise mit dem Begriff «Elektrostatik» beschrieben, was Ihnen möglicherweise bereits seit der Schulzeit bekannt ist. Aufgrund einer der vielen Arzt-Serien im Fernsehen ist Ihnen vielleicht auch die Handhabung eines Defibrillators vertraut – eines jener Geräte, mit denen der Notarzt auf spektakuläre Weise das Herz eines Patienten wieder zum Leben erwecken kann. Mittels hochaufgeladener elektrischer Stromstöße, die bis zu 4.000 Volt betragen können. Möglicherweise haben Sie selbst schon einmal einen Defibrillator zur Ersten Hilfe eingesetzt. Also eines jener Geräte, die zunehmend in öffentlichen Räumen zur allgemeinen Nutzung bzw. Rettung von Menschenleben zur Verfügung stehen.

Ist das nicht eigentlich seltsam? Strom – Elektrizität – rettet Leben. Jene unsichtbare Kraft, die durch Stromkabel fließt. Welche Häuser und Städte erhellt, Maschinen antreibt und Apparate. Diese unsichtbare Kraft kann notfalls auch uns (wieder) zum Leben erwecken.

Lange Jahre war man der Illusion erlegen, dass diese Form von Elektrizität, die über Elektrostatik auf unseren Körper einwirkt – oder durch Apparate wie einem Defibrillator – etwas ist, das uns erst das technische Zeitalter beschert hat. Etwas, das von außen auf uns Menschen wirkt, künstlich erschaffen und Fortschritt bedeutet. Und den natürlichen Leib des Menschen in die klinisch reine Ordnung der Wissenschaft einreiht. Aber Elektrizität war für viele bis heute nie ein Teil des Lebens an sich. Oder gar erst die eigentliche Lebensenergie selbst. Beherrschbar scheinende Elektrizität war neu, modern, eine zivilisatorische Kulturleistung, von solch großen Geistern wie Nicola Tesla und Thomas Alva Edison in unsere Welt gebracht, und für diese in einem geordneten Rahmen verfügbar gemacht.

Elektrizität kam dabei – wie gesagt – stets von außen, ebenfalls aus von Menschenhand erschaffenen Geräten und Apparaten, die diese seltsame Kraft generierten und kontrollierbar machten, sie auch ordneten und für immer neue Wunder der sogenannten Wissenschaft verfügbar machten, ohne die unser modernes Leben einfach nicht mehr denkbar wäre.

Vor nicht allzu langer Zeit hat der Wirbelsturm Sandy die Ostküste der USA verwüstet und gigantische Stromausfälle in weiten Teilen des Landes verursacht. Und damit einmal mehr in deutlicher Weise sichtbar gemacht, wie abhängig wir modernen Menschen von der Elektrizität geworden sind. Und wie verwundbar unser Alltag und unsere Wirtschaft ist, wenn diese immer und überall verfügbar scheinende Energie einmal doch versiegt.

Strom stand für Zivilisation, obwohl künstliches Kulturgut. Für all die eingesetzten Geräte, die U-Bahnen und Elektroherde, die Fernseher und Telefone, die Leuchtreklamen und Personenaufzüge mag das auch so gelten. Für diese geheimnisvolle Kraft, die all diese industriellen Gegenstände scheinbar «zum Leben» erweckt. Was wiederum nicht zutrifft. Elektrizität ist kein zivilisatorisches Kulturgut – mitnichten. Denn die Elektrizität war immer schon da. Sie steckt in jedem Atom, in jedem Molekül. Sie formt die Erde, schuf das Milieu, in dem das Leben zu sprießen begann und treibt den Kosmos an.

Und scheint, wenn man nur lange genug darüber nachdenkt, genau jene Kraft zu sein, die wir als die Lebensenergie schlechthin bezeichnen könnten. Elektrizität ist in jeder Zelle unseres Körpers, ist die Kraft, die jede unserer Bewegungen in Gang setzt. Jeder Gedanke, den wir denken ist auch ein elektrischer Blitz von einer Synapse zur nächsten. Jede Empfindung, die wir fühlen, ist ein elektrischer Impuls, der von Neuron zu Neuron weitergegeben wird. Mal elektrisch verstärkt, mal durch körpereigenen, elektrischen Widerstand gehemmt.

Elektrizität ist nichts, was nur der modernen Welt allein gehört. Elektrizität ist das Leben an sich. Elektrizität ist urtümlich, ist natürlich. Wir sind naturelektrische Menschen. Mit einem elektrischen Modell lässt sich jede Facette des Lebens in der Materie beschreiben. Wirklich jede. Und auf Basis der Elektrizität lässt sich – in wunderbarer Weise – auch jedes Zustandsphänomen zwischen den Extremen wie Krankheit und Gesundheit erschöpfend bis ins letzte Detail beschreiben, erklären und deuten.

Wer anfängt, aus einer natur-elektrischen Perspektive heraus über das Leben nachzudenken, für den lüften sich alle Geheimnisse der menschlichen Existenz. Zumindest jene, die mit dem diesseitigen Leben im Hier und Jetzt zu tun haben. Aber auch einige weitere, die in das Jenseitige, das «Andere» verweisen. Sie werden sehen.

Wenn wir also im Folgenden von «Natur-Elektrik» oder «natur-elektrischen» Prozessen sprechen, meinen wir diese «natürliche Elektrizität», die alle Lebewesen, ja das ganze Universum, «belebt» – als fließender (natur-)elektrischer Strom in unseren Nervenbahnen, Synapsen in Zellflüssigkeiten und generell im Körper. Oder als (natur-)elektrische Felder, wie sie sich zwischen oder um geladenen Teilchen (Molekülen), etwa der DNS, ausbreiten. Dem gegenüber ist «un-natürliche» oder künstliche Elektrizität jene, die als Strom in Kraftwerken erzeugt wird und uns für den täglichen Gebrauch zur Verfügung steht.

«Natur-Elektrizität» kann sich dabei, so unsere Definition, im menschlichen Körper als echte «fließende» Elektrizität (Strom) manifestieren, wie sie beispielsweise mit einem Elektrokardiogramm (EKG) für die Herzkontraktion abgelesen werden kann. Aber auch als biochemische Elektrizität, wie sie über die Moleküle der Nahrung als Energieträger in den Körper gelangt. «Natur-elektrisch» ist aus unserer Sicht Elektrizität also immer dann, wenn sie in einem (menschlichen) Organismus wirkt. Natur-Elektrizität ist nichts anderes als Elektrizität überhaupt. Egal, ob im menschlichen Körper oder in einem Wasserkocher: es ist immer dieselbe Trägerenergie am Wirken.

Die Unterscheidung von «Natur-Elektrizität» von künstlicher Elektrizität soll in diesem Werk allein dazu dienen, die Ursprünglichkeit, die Natürlichkeit und den für das Leben und das Sein grundsätzlichen Charakter der Elektrizität als universelle (Lebens-)Energie besonders hervorzuheben.

1.1. EINE NEUE WISSENSCHAFT BRAUCHT DAS LEBEN

Wenn wir dieses Kapitel mit diesen Worten überschreiben, so ist das eigentlich nicht richtig. Denn anstelle einer neuen Wissenschaft braucht es nur eine klare Rückbesinnung auf das, was am Anfang der heute als klassisch geltenden Wissenschaft etwa im Fachbereich der Elektrochemie stand:

Luigi Galvani (geboren 1737 in Bologna, Italien), ein berühmter italienischer Arzt, Anatom und Biophysiker, studierte anfangs Theologie, später Medizin und wurde 1762 Professor der Medizin zu Bologna und 1775 der praktischen Anatomie.

Ein «Zufall» führte Galvani am 6. November 1780 zur Entdeckung der nach ihm benannten Galvanik. Er beobachtete während verschiedener Experimente mit Froschschenkeln die Kontraktion von Muskeln, wenn diese gleichzeitig mit untereinander verbundenen Kupfer und Eisenteilen in Berührung kamen. Galvani stellte quasi unwissentlich einen Stromkreis her, bestehend aus zwei unterschiedlichen Metallen, einem Elektrolyten (das Salz- bzw. Gewebewasser im Froschschenkel) und einem «Stromanzeiger» (die Muskeln). Er erkannte diese Zusammenhänge zwar noch nicht, legte aber mit seinen experimentellen Beobachtungen die Grundlage für die spätere Entwicklung elektrochemischer Zellen (auch Galvanische Zellen oder von seinen ebenfalls berühmten Kollegen Alessandro Volta) Galvanische Elemente benannt.

Galvani war aber auch der erste Wissenschaftler, der eine Antenne konstruierte, und zwar zu einer Zeit, als es eine angewandte Elektrotechnik noch gar nicht gab. Ihm fiel während seiner Experimente auf, dass ein Froschschenkel, der mit einer metallenen Messerklinge in Berührung stand, immer dann zusammenzuckte, wenn bei einer in der Nähe stehenden Hochspannungsmaschine ein Funke übersprang.

Wohl auch aufgrund der wenige Jahrzehnte zuvor durch Benjamin Franklin in Amerika angestellten berühmten Blitzableiterversuche war Galvani überzeugt, dass Gewitterblitze im Prinzip auch solche Funken seien, nur eben viel größere. So führte er einen befestigten Draht vom First eines Hauses in den Garten an einen Froschschenkel. Ein zweiter Draht führte von diesem in einen Brunnen. So oft nun bei einem Gewitter in der Nähe ein Blitz auftaucht, geriet der Froschschenkel umgehend in Bewegung.

In der heutigen Zeit mögen diese seltsamen Experimente etwas beklemmend erscheinen. Und tatsächlich inspirierten genau diese wissenschaftlichen Versuche Galvanis später die britische Autorin Mary Shelley zu ihrem berühmten Horror-Roman «Frankenstein oder Der moderne Prometheus». Doch sowohl in den Erkenntnissen Galvanis als auch in der Fabel von Mary Shelley steckt der Keim jener Wahrheit, auf die wir in diesem Buch eingehen möchten: Elektrizität ist ein natürliches Phänomen, das unbedingt zur Natur des Menschen dazugehört. Alles, was das moderne Ingenieurswesen – die Elektrotechnik – die Physik – oder auch die (Elektro-)Chemie in einen rein synthetischen Bereich unserer Wirklichkeit transzendiert hat, gehört auch zu unserem Körper. Spielt sich in unseren Zellen, Muskeln, Nerven, Adern, Synapsen und Knochen ab. Und ist damit ein unverzichtbarer Teil des natur-elektrischen Menschen.

Unser irdischer Leib ist Batterie und (Strom-)Kraftwerk, ist Elektroleiter und Antenne, ist Sendemast und Empfangsanlage. Jeder «Funken» Leben in uns ist ein elektrischer Funke, der sogar in der sogenannten Schulmedizin ganz selbstverständlich mit den verschiedensten Verfahren ausgemessen wird: Der Stromfluss in den Muskeln beispielsweise wird über das Elektromyogramm (EMG) dokumentiert, der Stromfluss in den Nerven über das Elektroneurogramm, derjenige des Herzens über das Elektrokardiogramm (EKG) und jener im Gehirn über das Elektroenzephalogramm (EEG).

Doch so selbstverständlich solche elektrischen Analyse bzw. Diagnosemethoden längst sind, die weiteren logischen Schlüsse, die man aus den wissenschaftlichen Grundlagen dieser auf dem natur-elektrischen Menschen basierenden Technologien ziehen müsste, blieben bis heute meistens aus. Wenn alles Elektrizität ist, was das Lebendige in unseren Körpern auszeichnet – warum finden sich dann (in der Schulmedizin) nur so wenige auf Elektrizität basierende Therapieformen in Arztpraxen und Klinken? Gemeint ist hier nicht die Apparatemedizin via Steckdose, die selten den Eintrag von «Elektronen» in die Körper zu Therapiezwecken vorsieht.

Warum gibt es bis heute so gut wie keine (schulmedizinischen) Erkenntnisse darüber, wie man aus einem dynamischen elektrischen Modell des Menschen heraus Krankheit und Gesundheit definieren könnte. Und darauf aufbauend ganzheitliche Diagnostik und wirksame Therapie zur Heilung? Warum wird der Natur-Elektrik des Menschen so wenig Bedeutung beigemessen bei der Entschlüsselung von dem, was Krankheit – bis hin zu Krebs – auslöst. Und demnach aufgrund dieser Erkenntnisse eine erfolgreiche (elektrische) Prophylaxe und Heilung längst aussehen könnte?

Die natur-elektrische Wissenschaft über und für das Leben ist eigentlich längst da in unserer Welt – auch in der Praxis, wie wir in den folgenden Kapiteln noch im Einzelnen zeigen werden. Sie ist nur in unserer westlichen Medizin und dem zugehörigen, vorab auf Profit ausgerichteten Wissenschaftsbetrieb noch nicht angekommen. Sie wird sogar noch immer und in unverständlicher Weise als unwissenschaftlicher Irrweg abgelehnt. Dabei ist gerade das wissenschaftliche Modell, das hinter der Definition des natur-elektrischen Menschenbildes steht, sehr viel stringenter in seinen Ausprägungen und logischen Schlüssen sowie in seinen nachweis- und vorzeigbaren medizinischen Erfolgen. Zwingender als zum Beispiel die klassische Pharmaonkologie oder etwa die Strahlentherapie als extremstes Beispiel, die mit «Kanonen auf Spatzen» schießt (und mehr Schaden als Nutzen anrichtet), anstatt von «innen heraus» mit sanften elektrischen Therapien ein aus den Fugen geratenes, elektro-dynamisches Gleichgewicht (wie etwa bei Krebs) wiederherzustellen.

Wer der Elektrizität als der eigentlichen Lebensenergie folgt, wird einen völlig neuen, nahezu unendlichen Deutungshorizont finden, vor dem sich so ziemlich alle offenen Fragen den Menschseins erschöpfend beantworten lassen. Die (moderne) Medizin sollte und muss sich der (Elektro-)Physik als beigeordnete Zwillingsdisziplin öffnen, um mehr über den menschlichen Organismus zu erfahren. Und um mehr für die Erlangung von körperlicher Harmonie – und Gesundheit – qualifiziert unternehmen zu können. Erst aus der fruchtbaren Verbindung, oder besser noch Verschmelzung der beiden Disziplinen Physik und Medizin können die notwendigen heilerischen Erkenntnisse erwachsen, die einem wahren Menschsein erst gerecht werden können.

1.2. **POSITIVE LADUNG IST NEGATIV**

Auf unserem Weg hin zu einem neuen Verständnis des Menschseins – und zu einer neuen Art von Medizin bzw. Heilwesen – ist es wichtig, auf ein grundlegendes Paradoxon in der angewandten Elektrizität hinzuweisen: Was die Wissenschaft «positive» elektrische Ladungen nennt, ist für unseren menschlichen Organismus leider genau das Gegenteil, nämlich «negativ». Die Wirkung von «positiven» Ladungen ist auf alles Lebendige «negativ», da «positive Ladung» immer einen elektrischen Ladungsmangel darstellt, einen Elektronenmangel.

Und «Elektronenmangel» bedeutet im Weiteren, dass eine solche «positive» Ladung unablässig versucht, ihren Mangel durch das Abziehen von freien Elektronen aus ande-ren (Molekül-)Verbänden auszugleichen, bzw. zu neutralisieren. Bezogen auf einen bio-logischen Leib vielfach mit sehr «negativen» Folgen. In einem elektrischen System wie dem menschlichen Körper herrscht ein ständiger Kampf der Moleküle um (freie) Elektronen. Wobei Moleküle mit einem Elektronenmangel, auch bekannt als «freie Radikale», meist ohne Rücksicht auf Verluste ihre vermeintlich «positive» Ladung (also ihren Elektronenmangel) auszugleichen versuchen. Sie berauben dabei auch vollständige und ladungsneutrale Moleküle (etwa die der DNS) solcher Elektronen und machen diese dadurch instabil und zerstören sie eventuell irreparabel.

Ein Strom fließt immer von einer negativen Ladung (Elektronenüberschuss) zu einer positiven Ladung. Ein Körper mit einer sehr starken positiven Ladung (Elektronenmangel) kann aber auch ein ladungsneutrales Molekül «angreifen» und Elektronen aus dessen Molekül- bzw. Atomhülle herausreißen, um damit die eigene Ladung zu neutralisieren. Dies um den Preis, ein bis dahin neutrales (= «gesundes» Bio-)Molekül zu zerstören, bzw. dieses selbst zu einem «freien Radikal» zu machen, das nun seinerseits auf Elektronen-Jagd geht.

Alles, was in diesem ewigen Kampf der angesprochenen Ladungen einen Elektronen-**Überschuss** in den biologischen Körper hineinbringt, ist daher aus gesundheitlicher Sicht «positiv» zu bewerten, obwohl es sich dabei zwangsläufig um Träger «negativer» elektrischer Ladung handeln muss.

Verwirrend, nicht wahr? – Wir Menschen brauchen zum Leben «negative» elektrische Ladungen, was nichts anderes heißt, als dass erst ein permanenter Elektronen-Überschuss, für ein Fließen des elektrischen Stroms in unserem Organismus sorgen kann. Der Fluss dieser Elektronen durch unsere Zellen und Nervenbahnen ist die Lebensenergie schlechthin. Wir sorgen für diesen elektrischen Fluss zum Beispiel durch unsere Nahrungsaufnahme und durch unser Leben im Licht der Sonne (gemeint ist hier der sogenannte «äußere photoelektrische Effekt»).

Elektronen-Fluss bedeutet Leben; und Leben bedeutet Elektronen-Fluss.

Aus seiner Arbeit mit russischen Wissenschaftlern kann Dr. Manfred Doepp von einem recht seltsamen Erlebnis berichten: Um nach Phasen großer Anstrengung sich körperlich zu regenerieren, schlossen sich die russischen Kollegen mit einer Apparatur einfach ans Stromnetz an. Über Elektroden, die sie in beiden Händen hielten, führten sie ihrem Organismus neue negative Ladung, also freie Elektronen, künstlich zu. Mit unglaublicher Wirkung: Frisch und wieder komplett fit konnten sie ihre Arbeit «mit neuer Energie» fortsetzen. Die körpereigenen Akkus waren komplett neu aufgeladen.

Bitte versuchen Sie aber nun nicht sofort, sich selbst an eine handelsübliche Steckdose anzuschließen. Denn um eine solche «elektrische Ladestation» für den menschlichen Organismus zu konstruieren, braucht es großes Fachwissen über Stromstärken und elektrischen Ladungen. Aber es ist grundsätzlich möglich, auf die erwähnte Weise den Körper zu regenerieren. Denn ihm ist es letztlich egal, wo er seinen Elektronen-Überschuss für das Leben herbekommt – ob aus einer Dosis Traubenzucker, anderen Nahrungsergänzungsmitteln oder eben aus einer Extra-Dosis Elektronen aus der Steckdose.

Man sollte diese Erkenntnis ein wenig wirken lassen. Unser menschlicher Organismus, den wir bisher eher als ein biologisches Phänomen betrachtet haben, ist vor allem ein physikalisches (oder auch: elektrisches) Phänomen. Alle bekannten biologischen Effekte – von der Zeugung, der Körperwärme, der sinnlichen Wahrnehmung bis hin zur Evolution oder der Entstehung des Lebens an sich – sind zu erst einmal (bio-)elektrische Abläufe, die klaren und fest definierbaren physikalischen Gesetzmäßigkeiten unterliegen. Das Leben ist elektrisch. Und je negativer die elektrischen Ladungen, die auf uns einwirken (in einem vertretbaren Gesamtrahmen), desto besser für unseren Organismus und unser allgemeines Wohlbefinden.

In der Biologie gilt also: je negativer eine Ladung, desto positiver! – Und wie bereits gesehen: bei dauerhaft ungenutzten Ladungspotentialen des Körpers sollte dieser auch von Zeit zu Zeit geerdet werden, um seine überschüssige positive wie auch negativen Ladungen schadlos wieder abzuleiten bzw. zu neutralisieren. Am besten, wie beschrieben, beim Barfuss laufen im feuchten Gras.

1.3. LADUNG, STRÖME, FELDER UND FREQUENZEN

Erinnern Sie sich vielleicht noch an den Hollywood-Blockbuster «Matrix» der Wachowski-Geschwister von 1999? In diesem Science-Fiction-Klassiker haben durch künstliche Intelligenz («KI») verselbstständigte Maschinen die Herrschaft auf der Erde übernommen, und dabei in einem gegen die Menschen gerichteten Krieg diese als schier unerschöpfliche Energielieferanten der KI-Maschinen «urbar» gemacht. Die Menschen wären für die Maschinen, so formuliert es Laurence Fishburne als Protagonist «Morpheus» in einer Schlüsselszene, nichts weiter als eine elektrische Batterie. Ein simples Aggregat also, das lediglich organische Substanz in elektrische Energie umwandelt. Irgendwie schockierend, oder?

Aber die Autoren von «Matrix» hatten eigentlich Recht. Unsere menschlichen Leiber sind kleine Stromkraftwerke auf zwei Beinen. Organische Substanz ist nichts als tote Substanz, wenn sie nicht diesen lebendigen elektrischen Funken in sich trägt. Dem gegenüber sind Maschinen Konstrukte, die auf anorganischen Substanzen aufbauen. Aber eben auch den elektrischen Funken brauchen, um zu funktionieren. Der Unterschied zwischen Mensch und Maschine schrumpft bei einer solchen Betrachtungsweise tatsächlich im Grundsatz nur noch auf diesen einzigen Faktor: aus was ist die jeweilige Apparate-Hülle aufgebaut, auf sich selbst konstruierende organische Substanz oder auf künstlich kreierter, anorganischer Konstruktion?

Okay, Maschinen – ob mit oder ohne «KI» – sind sicher noch sehr weit davon entfernt, so etwas wie ein «Bewusstsein» entwickeln zu können, wie wir es für uns als Menschen reklamieren. Aber auch dazu erst später mehr.

An dieser Stelle kommt es zum Verständnis des natur-elektrischen Menschen, der wir sind, allein darauf an, dass wir diese eigentümlichen Gemeinsamkeiten zwischen Mensch und Maschine systematisch durchdenken. Denn es ist für uns eine absolute Selbstverständlichkeit, dass eine von Menschenhand geschaffene Maschine zum Beispiel durch ein von außen angelegtes, wie auch immer geartetes elektrisches Feld beeinflussbar ist.

Wir schalten unsere Handys in Krankenhäusern und in Flugzeugen aus, um medizinische Geräte oder die sensible Steuertechnik der Düsenjets nicht zu stören. Wir fürchten den Super-Black-out unserer öffentlichen Stromversorgung durch den nächsten gewaltigen Sonnensturm, der ja nichts anderes sein würde als ein Ionen-Sturm, also ein Sturm geladener Partikel-Teilchen. Und vielleicht haben auch Ihre Eltern sie einstmals ermahnt, die nagelneue digitale Quarzarmbanduhr beim Spielen nicht zu nahe an einen Magneten zu halten, weil dies den tollen Chronographen außer Funktion setzen würde.

Warum aber lassen wir jeder Art von Maschinen soviel Vorsicht und Sorgfalt zukommen – aber wenn es um unseren menschlichen, natur-elektrischen Leib geht, gehen wir ungleich bedenkenloser und leichtfertiger mit den Aus- und Einwirkungen elektrischer Felder, Strahlungen und Strömen um? Warum eigentlich?

Elektrizität hat immer eine Wirkung – auch eine Fernwirkung. Auch auf unseren menschlichen Organismus, genauso wie auf jede Art von elektrischen Maschinen. Und diese Wirkungen weisen mehrere Dimensionen auf, gestaffelt nach Ladung und Potential, Stromfluss (nach Stromstärke und Widerstand) sowie nach Feldstärken und Frequenzen.

Wer glaubt, eingeschaltete und sendende Handys am Ohr würden keine Wirkung auf die Natur-Elektrik des Körpers haben, irrt zwangsläufig. Das Handy steht unter Strom und baut verschiedene elektrische Felder auf. Es sendet via solche Felder Signale unterschiedlicher Frequenzen, nicht nur zum nächsten Sendemast, sondern überall hin, auch in unsere angrenzenden Körper. Diese Felder und Signale gehen aber nicht einfach durch uns hindurch, ebenso wenig wie bei medizinischen Geräten oder im Flugzeug. Diese elektrischen Felder interagieren mit dem ebenfalls unter Strom stehenden menschlichen Körper, mit seinen Zellen und Organen, seinen Nervenbahnen und Synapsen. Sie erzeugen eine elektrische Resonanz. Es kann gar nicht anders sein, denn dann würden hier ganz einfach die Gesetze der Physik nicht mehr gelten.

Und wir haben weltweit Millionen, ja Milliarden Handys um uns herum. Dazu Rundfunkwellen, jede Menge kleine Stromverbraucher, radioaktive Strahlung, die – da sie auf dem Emittieren von geladenen Teilchen oder freien Elektronen beruht – ebenfalls als eine extrem gefährliche, elektrische Strahlung gelten müsste.

All das wirkt unweigerlich auf den natur-elektrischen Organismus ein, belastet ihn, verändert den eigenen Strom- und Energiehaushalt – den Stoffwechsel. Bringt diesen schlimmsten Falls aus dem Takt, greift Zellbausteine wie die DNS an, kann diese gar zerstören. Elektrosmog aller Art ist heute die gegenwärtige und größte Gefahr für die Gesundheit von uns Menschen. Weil wir ihm nicht ausweichen können. Er folgt uns überall hin, wirkt auf uns ein, bringt unseren Organismus manchmal an seine äußerste Belastungsgrenze. Dies mit der Konsequenz, dass wir schließlich krank werden, umso mehr, wenn bereits andere negative Lebenserfahrungen das seelische Gleichwicht des Menschen aus der Balance gebracht haben. Denn auch seelische Traumata verändern den eigenen natur-elektrischen Energiehaushalt zum Negativen und machen ihn somit angreifbarer für elektrische Einflüsse.

Möglicherweise schienen ihnen bisher Wortschöpfungen wie z.B. «Lebensenergie», «Energiezentren», «positive bzw. negative Energie» in der Umwelt, «Kraftfelder», «Aura» und so weiter zu diffus und abstrakt. Dabei ist in diesen Fällen stets von simpler (natur-)elektrischer Energie die Rede. Und die hängt an jedem Atom im Universum, wirkt mit ihren (elektrischen) Feldern auch dorthin, wo eigentlich keine Materie zu sein scheint. Diese Felder sind überall, auch in uns, interagieren miteinander, beeinflussen sich gegenseitig, wirken mit- und gegeneinander. Der Motor des Lebens und des Seins ist simple und großartige Elektrizität. Es ist die Lebensenergie an sich.

Und sie kann verheerend destruktiv auf unseren Körper wirken. Aber auch, wenn man sich ihrer Wirkungsweisen und gewaltigen funktionalen Dimensionen erst einmal bewusst geworden ist, der wunderbarste Hort des Wohlbefindens und der eigenen Zufriedenheit, des eigenen Glücks werden. Sei es nur, seinen natur-elektrischen Energiehaushalt durch barfuss laufen auf einfache Weise in kosmische Harmonie zu bringen.

1.4. ZELLULARE ELEKTRIZITÄT

Wir sind es ganz sicher noch nicht gewohnt, biologische Prozesse wie den Stoffwechsel im menschlichen Körper als ein physikalisch-elektrisches Phänomen zu betrachten. Doch wenn man beispielsweise eine extrem feine Elektrode in eine einzelne menschliche Zelle einführt und gleichzeitig eine zweite an die äußere Zellmembran anlegt, kann man ein natürliches «elektrisches Potential», also eine elektrische Spannung zwischen diesen Elektroden messen. Die elektrische Zellspannung (oder Zellmembran-Potential) liegt zwar «nur» bei bis zu 80 mV (Millivolt; tausendstel Volt). Aber das reicht aus, um innerhalb der sogenannten «Atmungskette» – einem bestimmten Bereich des Energiestoffwechsels – für die notwendige elektrische Dynamik sorgen, die unseren Organismus erst leben lassen. Körperzellen benötigen also immer eine gewisse elektrische Spannung, damit sie ihre Funktionen aufrecht erhalten können. Sinkt dieses Spannungspotential für längere Zeit ab, führt dies zu Erkrankungen.

Genau das aber passiert bei uns modernen Menschen immer häufiger, beispielsweise durch technischen Elektrosmog.

So beträgt die galvanische Aufladungsspannung der Haut in natürlichem Zustand 0,1 Volt. Durch technischen Elektrosmog steigt dieser Wert rasch (und regelmäßig) auf bis zu 20 Volt an, bedingt durch das Ansammeln jener positiver Ladungsträger (Ionen) auf der Haut, die infolge «Isolation» des Körpers durch Schuhe, nicht geerdete Bauweise eines Hauses, Holzbetten, Parkettböden, Teppiche usw. nicht mehr zur Erde abgeleitet werden. In Extremfällen, z.B. in einem Wasserbett, auf einer Sitzheizung, mit dem Handy am Ohr (das auch noch via Aufladekabel mit der Steckdose verbunden ist) sind auch Werte bis zu 200 Volt messbar.

Da die Haut aus elektrischer Sicht dabei als Isolationsschicht eines Kondensators wirkt, ist der Körper gezwungen, zur positiven Ladung auf der Haut ein elektrisches Gegengewicht im Bereich der Hautinnenseite zu schaffen. Dies realisiert der natur-elektrische Organismus, indem er negative Ladungsträger an die Stelle des Ungleichgewichts verschiebt – wodurch die Körperzellen allerdings in ihrem Zwischenzellraum dringend benötigte freie, angeregte Elektronen verlieren. Als Folge davon können die Membranpotentiale der Zellen von außen her nicht mehr mit genügend negativer (elektrischer)

Spannung versorgt werden, um vor allem das positiv geladene Kalium in den Zellen selbst zu halten. Wenn aber aus diesem Grund Kalium-Ionen aus den Zellen austreten, sinken die Membranpotentiale im Extremfall von Minus 80 Millivolt bis auf Minus 20 Millivolt ab. Also auf ein extrem tiefes elektrisches Niveau, auf dem erfahrungsgemäß auf zellularer Ebene schwere Krankheiten (wie chronische Entzündungen oder Krebs) ausgelöst werden können.

Tatsächlich ist die Zell-Elektrizität (nicht nur) des menschlichen Organismus ein hochkomplexes und gleichzeitig hochsensibles dynamisches System, das auf kleinste Störungen unmittelbar reagiert, ja immer auch reagieren muss. Anderseits ist diese Zell-Elektrizität die Basis des eigentlichen Lebens an sich; wir leben, weil unsere Zellen «elektrisch» lebendig sind, also (ladungselektrisch motivierten) Stoffwechsel betreiben. Selbst die offizielle Schul-Wissenschaft definiert ja die «Atmungskette» des lebendigen Organismus als einen Spezialfall einer sogenannten «Elektronentransportkette» – was, so finden wir, doch auch schon wieder sehr nach einem «elektrischen Leiter» in unseren Körpern klingt. Was sind denn zum Beispiel Stromkabel anderes als das Medium einer solchen «Elektronentransportkette» vom Minus- zum Pluspol einer Stromquelle?

Übertragen auf den menschlichen Organismus bedeutet all das auch: jede Form von Nahrung, die wir aufnehmen, wird während des Stoffwechsels in geladene Teilchen aufgespalten, wobei es in der Folge immer zu einem Elektronen-Übertrag von den Nahrungsmittel-Molekülen bis hin in die Mitochondrien (den Energie-Kraftwerken) jeder einzelnen Körperzelle kommt. Motor dieser Elektronentransportkette sind die mikroelektrischen Feldkräfte der beteiligten Elektronen und geladenen Moleküle aus der Nahrung. Ziel jeder dieser «Elektronen-Transfers» ist die Bildung von Adenosintriphosphat, kurz «ATP». ATP ist der universelle und unmittelbar verfügbare Energieträger in jeder Zelle und gleichzeitig ein wichtiger Regulator energieliefernder Prozesse.

Alle Körperzellen benötigen die so produzierte, bzw. zur Verfügung gestellte (elektrische) Energie, um damit chemische, osmotische oder mechanische Arbeit leisten zu können.

Zusammengefasst: Die für den Betrieb eines lebendigen Organismus notwendige Energie (Zell-Elektrizität) muss ununterbrochen in den Körper-Zellen bereitgestellt werden. Dies geschieht über das erwähnte Molekül ATP. Die molekularen Bindungen von ATP gelten als extrem energiereich (viele freie /

verfügbare Elektronen). Werden diese Bindungen durch Enzyme hydrolytisch aufgespalten, entstehen Adenosintriphosphat (ADP) bzw. Adenosinmonophosphat (AMP) und freies Phosphat. Dabei werden jeweils etwa 32,3 kJ/mol (Spaltung einer Bindung) oder 64,6 kJ/mol (Spaltung beider vorhandenen Bindungen) elektrischer (Lebens-)Energie für Arbeitsleistungen in den Zellen frei. Als universelle Energiequelle wird ATP für alle grundlegenden Energie verbrauchenden Prozesse aller Lebewesen genutzt: (so etwa zum Zellaufbau), für den aktiven Stofftransport durch Biomembranen (= Zellwände) oder die Muskelkontraktion.

Alle diese Elektronen-Übertragungs-Prozesse nahmen wir bisher nur nicht in solcher Deutlichkeit wahr, weil die beteiligten Wissenschaften stets sorgsam zwischen chemischer und elektrischer Energie unterschieden haben. Dabei ist das im Kern absolut dasselbe: ein «Elektronen-» oder allgemeiner: ein «Potential-Übertrag».

Tatsächlich gibt es noch einen weiteren Bereich des menschlichen Körpers, der auch noch direkte elektrische Energie aus sich selbst heraus produzieren kann: die Knochen. Eingelagert in die zellulare Knochenstruktur sind sogenannte piezoelektrische Kristalle. Unter Krafteinwirkung produzieren diese winzigen Kristalle elektrische Ladungen proportional zu den auf sie wirkenden inneren Belastungen. Diese Ladungen stimulieren und bewirken auf diese Weise, mit kleinsten elektrischen Impulsen, den Aufbau neuen Knochenmaterials. Dies führt zu einer Stärkung der Knochenstruktur an jenen Stellen, an denen die inneren Verformungen durch den Krafteintrag am größten sind. Diese belastungsspezifischen Minimalstrukturen stehen damit in einem exzellenten Verhältnis von Gewicht zu Festigkeit.

Bestimmt mit ein Grund, warum heute selbst in der Schulmedizin bei einem Knochenbruch nicht mehr das gesamte betroffene Organ eingegipst bzw. fixiert wird. Erst der Erhalt einer gewissen Bewegungsfähigkeit kann – mit Hilfe des Piezoeffekts innerhalb der Knochen, also der «Stromerzeugung» durch Bewegung – den Aufbau neuen Knochenmaterials wirkungsvoll unterstützen.

Die piezoelektrischen Eigenschaften des menschlichen Körpers könnten zudem auch die Ursache dafür sein, dass sich Organe auf sich wandelnde Umwelteinflüsse einstellen. Wird beispielsweise ein Knochen vermehrt in bestimmter Richtung beansprucht, so wandern Knochenbildungszellen herbei und verstärken ihn dort, wo die Beanspruchung ansetzt. Dabei werden die Knochen bildenden Zellen von der sich durch die mechanische Einwirkung bildenden negativen Ladung dieser strapazierten Seite angezogen. So führte die Entdeckung der Piezoelektrizität bereits in den 1960er-Jahren zu neuen medizinischen Praktiken in der Wund- und Knochenheilung. Dem in New York tätigen Chirurgen Professor R. O. Becker gelang es bereits damals, durch schwache elektrische Ströme bzw. durch Magnetfelder gezielt menschliches Knochengewebe in einer vordefinierten Weise nachwachsen zu lassen.

Doch noch einmal zurück zum Kern der zellularen Elektrizität. Eine der ältesten medizinischen Diagnosemethoden, die sich den natur-elektrischen Charakter unseres Organismus zu Nutze macht, ist die Elektroenzephalografie (EEG) – also die Messung der summierten (natur)-elektrischen Aktivität von Gehirnzellen durch Aufzeichnung der Spannungsschwankungen (= elektrische Potentiale) mit Hilfe von Elektroden an der Kopfoberfläche.

Ursache solcher Potentialschwankungen sind hier physiologische Vorgänge einzelner Gehirnzellen (vor allem Nervenzellen, auch Neuronen genannt), die durch ihre elektrischen Zustandsänderungen zur Informationsverarbeitung des Gehirns beitragen. Entsprechend ihrer räumlichen Anordnung im Gehirn, addieren sich die von einzelnen Neuronen erzeugten natur-elektrischen Potentiale auf, so dass sich über den gesamten Kopf verteilte Potentialänderungen messen lassen. Schätzungen nach besteht das menschliche Gehirn aus 100 Milliarden bis zu einer Billion solcher Nervenzellen, deren kumulierte Potentiale und Potentialänderungen eben mit Hilfe des EEGs ausgelesen und ausgewertet werden. Betrachtet werden dabei aber lediglich die elektrischen Effekte, die sich an den «Schnittstellen» der Neuronen, den Synapsen, manifestieren, wenn es zu einer Reizung der Nervenzelle kommt und dieser Reiz weitergegeben wird.

Die Synapse ist jene Stelle, an der (elektrische) Erregung von einer Zelle auf eine andere übertragen wird. Doch sind die Neuronen, als Teile des Nervensystems, hier nicht unmittelbar verbunden. Auch die Bedingungen der Signalübertragung sind nicht endgültig festgelegt, sondern in gewissen Grenzen formbar. Auf diese Weise bilden Neuronen insgesamt ein plastisches, neuronales Netzwerk, das sich durch jeden Akt seiner Nutzung in Struktur und Wirkung etwas verändert. Unser Nervenkostüm ist also in seiner zellularen Struktur immer (aktiv, bewusst) beeinflussbar. Deshalb könnte ein zu hohes

Ladungspotential außen auf der (Kopf-)Haut auch hier sehr schädlichen Einfluss zeitigen.

Je mehr Aktionspotentiale eine (Nerven-)Zelle pro Sekunde über ihre Synapsen an die nächsten Zellen weitergibt, desto stärker ist der übertragene Reiz. Diese Reizübertragung kann bis zu 500-mal in einer Sekunde stattfinden. Man sagt daher auch, die ***Nervenzelle feuert.*** Bei der Elektroenzephalografie macht man sich nun vor allem dieses messbare «Feuern der Nervenzellen» zu Nutze. Die dabei auf der Kopfhaut auszumessenden elektrischen Signale (Amplitude) liegen allerdings lediglich in der Größenordnung von 5 bis 100 µV (Mikrovolt; millionstel Volt). Deshalb muss ein sehr empfindlicher Messverstärker eingesetzt werden, um mit ihnen arbeiten zu können.

Die hier beschriebenen Phänomene des biologischen Lebens sind auch schulwissenschaftlich völlig unbestrittene, natur-elektrische Phänomene, die vorwiegend aus einer Elektro-(Bio-)Physik heraus zu interpretieren und zu bewerten sind. Diese physiognomisch-elektrischen Abläufe sind von der Natur ungemein fein und filigran konzipiert und eingerichtet, auf Basis minimalster natur-elektrischer Ströme und Felder. Und weil sie eben so filigran sind, können sie auch extrem sensibel auf innere (seelische) und äußere (Elektro-Smog) Einflüsse reagieren. Es ist unmöglich, dass sich zwischen «Innen und Außen» der natur-elektrischen Welt keine Wechselwirkungen ergeben.

1.5. **MENSCHLICHE ANTENNEN**

Der menschliche Organismus reagiert immer nur auf Elektrizität, egal ob man diese als natur-elektrisch, chemisch-elektrisch oder als simple Elektronenverschiebung definiert. Eigentlich reagiert der menschliche Körper «nur» auf elektrische Reize, bzw. wandelt der Körper jeden äußeren oder inneren Reiz immer in ein natur-elektrisches Signal um. Denn nur diese können Nervensystem und Gehirn auch als Reiz erkennen und eine entsprechende Reaktion auf den Reiz – wiederum elektrisch – auslösen.

Sucht man nun im menschlichen Organismus nach geeigneten «Bauteilen», die eine besondere elektrische Empfindlichkeit auszeichnet – in der Elektrotechnik würde man von «Antennen» sprechen – wird man auf Basis der fest definierten Eigenschaften einer solchen «Antenne» an erstaunlich vielen Stellen des Körpers fündig.

Die Online-Enzyklopädie «Wikipedia» definiert eine Antenne so:

> *«Eine Antenne ist eine technische Anordnung zur Abstrahlung und zum Empfang elektromagnetischer Wellen, oft zur drahtlosen Kommunikation. Sie wandelt als Sendeantenne leitungsgebundene elektromagnetische Wellen in Freiraumwellen um, oder umgekehrt als Empfangsantenne die als Freiraumwelle ankommenden elektromagnetischen Wellen zurück in leitungsgebundene elektromagnetische Wellen.»*

Jegliche elektromagnetische Strahlung wiederum, von Radiowellen bis zur Gammastrahlung, ist in Photonen quantisiert, was lediglich bedeutet, dass die kleinste Menge an elektromagnetischer Strahlung beliebiger Frequenz als ein «Photon» definiert ist. Photonen haben eine unendliche natürliche Lebensdauer und besitzen – obwohl in der Physik als Elementarteilchen klassifiziert – keine eigene Masse. Daraus folgt, dass sie sich immer mit Lichtgeschwindigkeit bewegen. Photonen können auf vielerlei Arten erzeugt werden, insbesondere durch Übergänge («Quantensprünge») von «Elektronen zwischen verschiedenen Zuständen».

Oder kurz gesagt: Antennen senden oder empfangen durch Elektronen angeregte Photonen; wobei in der Wissenschaft bis heute offen ist, was Photonen tatsächlich sind. Albert Einstein soll am Ende seines Lebens gesagt haben, dass er über diese Frage mehr als fünfzig Jahre intensiv nachgedacht habe, ohne eine wirklich erschöpfende Antwort darauf gefunden zu haben. Wirklich dingfest machen kann man in Bezug auf die Photonen eben nur ihre Eigenschaften und ihren direkten Bezug zu jeweils unterschiedlich angeregten Zuständen von Elektronen.

Trifft also ein Photon einer elektromagnetischen Welle (Freiraumwelle) auf eine Antenne – definiert als Überträger / Wandler von elektromagnetischer Freiraumwelle in leitungsgebundene elektromagnetische Wellen – findet **immer** ein Energieübertrag statt. Und ein Energie-Übertrag bedeutet **immer** eine Elektronenverschiebung. Wichtigste Voraussetzung dabei für die elektrische Leitung, in der sich die Freiraumwelle in eine leitungsgebundene elektromagnetische Welle durch Elektronenverschiebung verwandelt: Diese Leitung muss ein geeigneter elektrischer Leiter sein.

Elektromagnetische Wellen aller Art sind in der Atmosphäre um uns herum jede Menge vorhanden. Und es werden bekanntlich immer mehr. Sucht man nun innerhalb des menschlichen Körper nach geeigneten elektrischen Leitern, die auf diese Freiraumwellen reagieren könnten, findet man diese überall, baut der ganze menschliche Körper und seine Funktionalität allein auf seinen natur-elektrischen Fähigkeiten auf.

Tatsächlich besteht der menschliche Körper aus einer schier unendlichen Zahl von elektrischen Leitern und Systemen, beginnend bei den kleinsten Körperzellen, die «leben» aufgrund von kleinsten elektrischen Potentialen und Stromflüssen. Aber auch jede Arterie, jede Vene, in der Blut fließt, ist aufgrund der im Serum gelösten Salze «ionisiert» und damit ein sogenannter Leiter zweiten Grades, der hervorragend geeignet ist, Freiraumwellen aufzunehmen und deren Energie in körpereigene elektrische Potentiale umzuwandeln. Ähnliches gilt für die Lymphgefässe mit ihrer Lymphflüssigkeit.

Stärkste Antenne des menschlichen Körpers ist nach heutigen Erkenntnissen die Zirbeldrüse im Gehirn, die mit der Ausschüttung von Melatonin den Tag-Nacht-Rhythmus von uns Menschen steuert. Zwar ist die Zirbeldrüse als Teil des Zwischenhirns mit einigen Millimetern Größe und im Durchschnitt hundert Milligramm Gewicht geradezu winzig. Sie gilt aber nach den Nieren als die am besten durchblutete Körperregion des Menschen.

Eine besondere Eigenheit der Zirbeldrüse: in das Gewebe der Zirbeldrüse sind **konzentrisch geschichtete**, verschieden große sogenannte Kalkkonkremente (kristalline Kalkablagerungen) eingebaut. Diese Konkremente werden auch als Hirnsand (Acervulus, Acervuli) bezeichnet und sind im Röntgenbild des Schädels in der Mittellinie sichtbar. Hirnsand wurde bislang bei vielen Säugetieren und einigen Vögeln nachgewiesen, man nennt ihn auch Magnetite.

Diese konzentrisch angeordneten, eingelagerten Kalk-Kristalle wirken wie Antennen mit signalverstärkenden Verlängerungsspulen, wie sie beispielsweise von sogenannten «Gummiwurst»-Antennen an Handfunkgeräten bekannt sind.

Ähnlich spannend in ihrem organischen Aufbau sind die Siebbeinzellen, die Teil der Nasennebenhöhlen sind. Der Begriff «Zelle» meint hier nicht «Körperzelle», sondern beschreibt kleine Hohlräume angrenzend an das innere Ende der Nasenhöhle. Was die Siebbeinzellen so besonders macht: Die Einlagerung einer Vielzahl vom körpereigenen Magnetiten in die zarte Knochenstruktur der Siebbeinzellen. Diese magnetisierten Eisenmoleküle weisen eine koordinierte Ausrichtung nach Nord- und Südpol auf und besitzen ein eigenes Magnetfeld. Von Tauben weiß man, dass sich diese Vögel mit Hilfe der Magnetite in ihren Siebbeinzellen anhand des Erdmagnetfels räumlich orientieren können. Von den organischen Grundlagen her könnten wir Menschen dies also grundsätzlich auch, uns ist aber die intuitive Nutzung dieser Sinnesfähigkeit meist offensichtlich abhanden gekommen.

Weitere körpereigene Antennen dieser Art beim Menschen sind die Hirnanhangdrüse – nach der Zirbeldrüse die nächst stärkere Antenne – sowie der Thalamus und Hypothalamus.

Nicht anatomisch definierte Antennen wären zudem: der Bereich zwischen Zirbeldrüse und Sonnengeflecht / Plexus Solaris, der als die längste Antenne des menschlichen Körpers gelten dürfte mit einer Länge von fast einem Meter. Auch das gesamte Lymphsystem-Netz ist aufgrund der ionisierten Eigenschaften der Lymphe eine Antenne. Ebenso das gesamte vegetative Nervenkostüm, das periphere Nervensystem und – wie bereits oben beschrieben – das arterielle und venöse System.

Insgesamt kann man sagen: Jede menschliche Zelle, jedes menschliche Organ hat seine eigene Antenne, die auf elektromagnetische Wellen einer jeweils zugeordneten passenden Wellenlänge und Frequenz reagiert, bzw. mit diesen Freiraumwellen interagiert (= deren Ladungspotentiale umwandelt / übernimmt).

Doch was bedeutet dieser Potentialübertrag von den elektromagnetischen Freiraumwellen über die Antennen des menschlichen Körpers in den menschlichen Körper hinein?

Freiraumwellen sind alle elektromagnetischen Wellen, die um uns herum «unterwegs» sind. Dies können Lichtwellen aller Art sein; akustische Wellen; Radiowellen von Rundfunk, Telekommunikation und Satelliten; GPS-Signale; das «rosa Rauschen» des Universums; radioaktive Strahlung (sei sie nun natürlichen Ursprungs oder Ergebnis einer der mittlerweile zahlreichen Nuklear-Katastrophen); elektromagnetische Abstrahlungen von Elektrogeräten in unserem Haushalt oder von Hochspannungsleitungen draußen vor unseren Häusern; das Erdmagnetfeld mit vielleicht lokalen Anomalien durch eine kreuzende Wasserader. Die «Quellen» elektromagnetischer Strahlungen, die auf unseren Körper und seine «Antennen» einwirken, sind heute schier unerschöpflich.

Aber nicht alle diese Strahlungen und Felder sind auch zwangsläufig schädlich für den menschlichen Körper. Denn auch der menschliche Körper selbst ist ja aufgrund seines elektrischen Potentials solch ein Emittent von elektromagnetischer Strahlung auf seine Umwelt; gemeinhin wird diese natürliche (natur-elektrische) Strahlung des Menschen auch als seine «Aura» definiert. Wichtig ist zu verstehen, dass es hier in Bezug auf den elektromagnetischen Strahlungs-Haushalt des Menschen einen sehr genau definierbaren «idealen Zustand» gibt. Einen natur-elektrischen Moment der absoluten Harmonie, in der der Mensch innerhalb der ihn umgebenden universellen elektrischen Matrix seinen optimalen Platz finden kann.

Das Universum kann uns tatsächlich als ein Ort absoluter (elektromagnetischer) Harmonie gelten. Dabei werden fünf Arten von Wellen definiert, die das Universum ausmachen und mit ihrer sich selbst herausbildenden Ordnung diese Harmonie erschaffen: Farben (= Lichtwellen), Töne (= akustische Wellen), Zeitwellen, Geometrie und Trigonometrie (beide elektromagnetische Wellen). Gravitationswellen sind noch hypothetisch.

Als Teil des Universums können wir Menschen uns innerhalb dieser kosmischen Harmonie grundsätzlich mit einordnen. Ohne künstliche geschaffene Quellen elektromagnetischer Wellen würde dies – so die Theorie – ganz von allein passieren, wie es für einen Großteil der Naturvölker gelten mag, die ein spirituelles Glück im Einklang mit der sie umgebenden Natur (und dem Universum) finden können.

Dabei wirken die auf die Erde und den Menschen natürlich wirkenden elektromagnetischen Strahlen (mit ihren typischen Frequenzen) mit einem Schlüssel-Schloss-Prinzip auf die Antennen des menschlichen Organismus. Eine «gute» kosmische Frequenz koppelt sich perfekt an einen Rezeptor (= Antenne) an, und überträgt auf diese Weise ihre «Harmonie» erst auf die jeweilige «Antenne» – und damit schließlich auf den gesamten Körper. Der menschliche Körper quittiert dies mit Wohlbefinden; die positive naturelektrische «Anregung» des Organismus führt zum Ausschütten von Glückshormonen im Gehirn. Wir sind glücklich.

Diesem Ideal bzw. dieser Utopie gegenüber sorgen «schlechte» oder auch nur künstliche Frequenzen dafür, dass der Energie-Haushalt des Menschen in Unordnung gerät. Gerät der menschliche Körper «aus dem Takt», durch welche Einflüsse auch immer, entsteht Unzufriedenheit und Krankheit (dazu in den Kapitel 1.13 und 1.14 mehr).

Aber es gibt ja Hoffnung: jede körperliche Harmonie, die zerstört wurde, lässt sich diese, da Disharmonie immer natur-elektrischer Natur ist, auch auf dieser Ebene wieder korrigieren, bzw. harmonisieren. Man müsste nur einen Weg finden, den aus dem Takt geraten Menschen wieder zu seinem kosmisch natürlichen Rhythmus zurückzuverhelfen.

Genau das ist möglich. Und wie das möglich wird – davon handelt eigentlich dieses Buch. Seien Sie also weiterhin gespannt!

1.6. **EARTHING**

Die einfachste Möglichkeit, seinen natur-elektrischen Körper zu «harmonisieren» – ist das «Erden», das «Earthing», wie es mittlerweile in der Fachliteratur genannt wird. Da der Mensch, ein (natur-)elektrischer Apparat ist, braucht er grundsätzlich auch eine elektrische Erdung, um überschüssige Ladungspotentiale aus dem Körper bzw. von dessen Oberfläche abzuleiten.

In einer Vielzahl von Versuchen hat sich gezeigt, dass der Mensch heute eine Grundspannung von 14 bis 17 Volt (in Bezug zu seiner Umgebung / der Erdoberfläche) auf seiner Hautoberfläche aufweist. Dieses Spannungspotential ist keine natürliche elektrische Spannung, sondern resultiert einerseits aus dem «Ab-Isolieren» den menschlichen Körpers durch Schuhe (Schuhsohlen) gegenüber der Erdoberfläche; und andererseits aus den Einwirkungen von Elektrosmog auf die «Antennen» des Körpers vor allem auf die Haut(oberfläche), wo durch technischen Elektrosmog vorwiegend positiv geladene, nicht angeregte Ionen entstehen können.

Die höchste in Versuchen gemessenen elektrische Spannung auf der Hautoberfläche (= elektrostatische Aufladung) eines Menschen entsteht, wenn man ein an eine Steckdose angeschlossenes «iPhone» in den Händen hält. In diesem Fall wurden von uns Ladungen bis zu 200 Volt auf der Hautoberfläche festgestellt. Es ist leicht nachvollziehbar, dass solche gewaltigen elektrischen Spannungen geeignet sind, die natürliche elektrische Harmonie des menschlichen Körpers massiv aus der Balance zu bringen.

Eine «natürliche» elektrische Oberflächenspannung der menschlichen Haut liegt normalerweise bei null Volt, oder nur minimal darüber (im 0,1-Volt-Bereich). Dies kann man erreichen zum Beispiel durch das schon mehrfach beschriebene Barfusslaufen im Freien. Barfusslaufen in geschlossenen Gebäuden ist wiederum ungeeignet für eine erfolgreiche Erdung der Natur-Elektrizität unseres Organismus, da erfahrungsgemäß viele moderne Bauwerke gegenüber der Erde «abisoliert» sind – also auf natürlichem Wege keinen Ladungsausgleich zulassen. War früher z.B. ein Holzboden wie Parkett etwas Wertvolles, so isoliert er heute den Körper, der sich hoch auflädt.

Allein über die Erdungs-Leitung der elektrischen Steckdosen in Gebäuden ist hier eine erfolgreiche Erdung möglich – egal, ob es sich um einen elektrischen Apparat oder eben den menschlichen Körper handelt. Aber man sollte jetzt **nicht** einfach sich und seinen Körper an die Steckdose anschließen. Dafür gibt es Systeme wie den «EarthWaver», eine mit feinen Silberfäden als elektrischen Leiter durchwirkte Decke, die beispielsweise über die gesamte Matratze eines Bettes platziert (nie nur ein Teil des Bettes! Dies kann sogar mehr schaden als nutzen) und an die Steckdose (nur an die Erdungsleitung) angeschlossen wird. Dadurch werden quasi während des Schlafes negative Ladungszustände (= elektrostatische / galvanische Potentiale) von der Hautoberfläche abgeleitet und so das natürliche Ladungspotential des natur-elektrischen Organismus wieder hergestellt. Der EarthWaver stellt dabei allerdings keinen Faraday-Käfig dar, der den Körper vor Wellen und Feldern abschirmen soll, sondern er verhindert durch Ableitung der (positiv geladenen) Ionen schädliche Einflüsse auf das Körperinnere, vor allem auf die Zell-Elektrizität und den Kalium-Transfer der Körper-Zellen.

Zahllose Studien renommierter Wissenschaftler und Universitäten haben in den vergangenen Jahren bereits nachweisen können, dass richtiges und regelmäßiges Erden des menschlichen Körpers eine Vielzahl von Beschwerden und Krankheiten lindern bzw. verhindern kann. Der Vollständigkeit halber listen wir an dieser Stelle diejenigen Beschwerden und Krankheiten auf, für die diese Studien eine signifikante Wirkung des «Erdens» nachweisen konnten:

Earthing hilft bei Rückenschmerzen, Verdauungsstörungen, Arthritis, Menstruationsbeschwerden, entzündungsbedingten Erkrankungen, chronischen Schmerzen, bei Schlafproblemen, Stress (Nervensystem und Stresshormone werden beruhigt), Blutdruck und Blutfluss, Muskelverspannungen, hormonellen Erkrankungen, bei Heilungsprozessen, allgemein gegen Elektrosmog-Einfluss. Earthing dient darüber hinaus zur prophylaktischen Vorbeugung von Krankheiten, zur Regeneration nach Intensivsport, zur Vermeidung von Fettleibigkeit, gegen Insulinresistenz, hilft bei geschwollenen Gelenken und Krampfadern, Ekzemen und Psoriasis, Nahrungsmittel- und Pollenallergien, reguliert die Schilddrüsenfunktion, steigert die Erektionsfähigkeit, hilft Kopfschmerzen, Migräne, Depressionen und Angstzustände zu vermeiden, schützt vor zu empfindlichen Zähnen; und selbst gegen Schnarchen konnte Earthing erfolgreich eingesetzt werden.

Die Studien können im Internet unter folgender Adresse abgerufen werden:
http://www.gz-bichwil.ch/de/produkte/earthwaver-studien.html

Wenn man eine Weile über alle diese Phänomene und Wirkungen des Earthings nachdenkt – also über das Entstehen von elektrostatischer Aufladung des Körpers bis zu kritischen Spannungsstärken, deren Vermeidung, bzw. Regulation / Harmonisierung – erkennt man unschwer, dass die Evolution ganz andere Bedingungen für den natürlichen Spannungsausgleich vorgesehen hatte, als sie heute gelten. Als Kind von Mutter Erde war der Mensch von Anfang an «auf Tuchfühlung» mit der Erdoberfläche. Barfusslaufen war die natürliche Fortbewegungsart.

Erst die zivilisatorischen Leistungen der Moderne trennten den menschlichen Körper von dieser unmittelbaren Nähe zur Erdoberfläche. Der Mensch ersann die Schuhe, um sich unabhängiger von klimatischen Bedingungen und Oberflächenbeschaffenheiten bewegen zu können. Doch Schuhsohlen haben heute einen bis ins Unendliche gehenden elektrischen Widerstand. Deshalb kann keinerlei Strom mehr (ab-)fließen, bzw. keine elektrische Spannung mehr ausgeglichen werden.

Gummi und Plastik haben seit den 1960er-Jahren das traditionelle leitfähige Ausgangsmaterial für Schuhsohlen – natürliches Leder – abgelöst. Plastik kommt heute fast überall vor: in Kleidung und Schuhen, die zum Teil gänzlich aus Plastik bestehen, in Betten, Teppichen, Haushaltsgeräten und vielem mehr. Einige Wissenschaftler gehen davon aus, dass mit Anstieg des Plastikgehalts in den Schuhsohlen auch die chronischen und stressbedingten Erkrankungen gestiegen sind. Dies würde auch erklären, warum seit ein paar Jahrzehnten immer mehr Menschen an Autoimmunkrankheiten, Allergien und Schlaflosigkeit leiden.

Die Fußsohle ist mit ungefähr 1300 Nervenenden pro Quadratzoll (ca. 6.5 cm^2) dicht durchzogen. Das sind mehr, als man an jedem anderen Körperteil von vergleichbarer Größe findet. Warum konzentrieren sich hier so viele Nervenenden? Vielleicht um uns mit der Erde in Kontakt zu halten. Der menschliche Fuß ist ein Wunderwerk der Natur, besteht er doch aus 26 Knochen, 100 Muskeln, Sehnen und Bändern sowie 33 Gelenken.

Der Fuß ist also wie eine Radarantenne mit einer lebenswichtigen Funktion zu sehen: sich mit der universellen Lebensenergie aus der Erde zu verbinden, ähnlich einer Pflanze, die mit ihren Wurzeln Nahrung aus dem Boden zieht.

So wie wir die Sonne unter anderem zur Erwärmung und Bildung von körpereigenem Vitamin D benötigen, so brauchen wir die natürliche, sanft harmonisierende Energie der Erde. Eine zwar unsichtbare Energie, die aber manche Menschen trotzdem als warm, angenehm, wohltuend, und prickelnd beschreiben.

Was bedeutet die Erd-Energie für uns? Vielleicht den Unterschied zwischen gut und schlecht schlafen, zwischen viel und wenig Energie zur Verfügung haben, oder zwischen sich gut oder unwohl fühlen? Beobachten Sie, was das Barfuss laufen mit ihrem Schmerz- und / oder Stress-Level macht. Nach einer gewissen Zeitspanne sollte eine positive Veränderung spürbar sein. Dabei kann man auch die Haut anderer Körperteile, bspw. Arme und Beine, dem Erdboden aussetzen, um Energie aufzunehmen. Feuchter Boden verstärkt die Wirkung (man kann ihn auch anfeuchten).

Auch Beton ist ein guter Leiter von Energie, da dieser direkt im Kontakt mit dem Erdboden ist und aus leitfähigen Mineralien und Wasser besteht. Also könnte immerhin der Kellerboden in Gebäuden, sofern er nicht lackiert oder versiegelt ist, ein Leiter für Elektronen sein. Holz(möbel) und PVC-Oberflächen, mit Teppich ausgelegte Beton- oder Steinböden, auch Asphalt, sind hingegen NICHT leitfähig.

Harmonisierend auf den Körper wirkt aber auch ein Bad im Wasser, da auch Wasser auf natürliche Weise den menschlichen Organismus von schädlichen und überflüssigen elektrischen Spannungszuständen befreit. «Messen» kann man diese positive Wirkung wiederum anhand des eigenen körperlichen Wohlbefindens. «Glück» beim Erleben des eigenen Seins in der Natur oder im Wasser ist nichts anderes als die positive Reaktion des Körpers auf die erfolgte Harmonisierung des eigenen natur-elektrischen Energie-Haushalts.

> **Grundsätzlich gilt:** Je kraftloser der Körper und je geschwächter der Gesundheitszustand, desto öfter und länger sollte das Erden geschehen.

Und wenn der Alltag keine Zeit für das Earthing bietet oder wenn es gerade wieder Winter ist und es ganz schön kalt um die Zehen werden würde, dann bietet sich ein «Barfuss-Hilfsmittel» an, mit dem man den Kontakt zur Erde halten kann. Mittels der erwähnten leitfähigen Bettauflage («EarthWaver»), welche über die geerdete Steckdose angeschlossen ist, findet die Spannungs-

Ableitung in Sekundenschnelle statt und lässt uns über Stunden wieder «eins sein» mit der Natur und ihrer natürlichen Energie. Besonders im Schlaf stärkt dies unsere Regenerations-Fähigkeit und dient dem Stressabbau.

Wir sind überzeugt: wenn Sie künftig bewusst(er) auf die Regulation Ihres natur-elektrischen Potentials des Körpers achten, wird sich mehr und mehr erlebtes, körperlich gefühltes Glück in Ihrem Leben einstellen. Es geht gar nicht anders. Es ist quasi eine physikalisch-elektrische Notwendigkeit.

Auf die Frage, woher dieses Wohlbefinden nackter Füße im Gras herrührt, gibt es eine einfache Antwort: wir werden geerdet. D.h. Spannung auf unserem Körper wird schadlos abgeleitet. Genau so, wie es aufgrund der aus der Elektrotechnik bekannten Erdung geschieht.

1.7. SINNLICHE WAHRNEHMUNG – ELEKTRISCHES EMPFINDEN

Eine der faszinierendsten Konsequenzen, die sich aus der bisher beschriebenen, neuen Sicht auf den (natur-elektrischen) Menschen ergibt, ist die in den vorangegangenen Kapiteln bereits angedeutete, mögliche rationale Erklärbarkeit der Ursachen sinnlicher Wahrnehmung. Barfuss laufen harmonisiert den Elektronen-Haushalt unseres Körpers – und löst damit eine «Elektronentransportkette» aus, die an ihrem Ende diverse Glückshormone (also sogenannte Neurotransmitter wie Dopamin, Serotonin, Noradrenalin, Endorphine, Oxytocin oder Phenethylamin) in unsere Blut- und Nervenbahnen fluten lässt.

Tatsächlich lässt sich jeder sinnliche Prozess auf Basis natur-elektrischer Gesetzmäßigkeiten, die sich in den Organen unseres Körpers abspielen, erschöpfend erklären. Mehr noch: Selbst die Funktionsweise unserer bekannten Sinnesorgane ist immer auch eine elektrische. Die Signal- bzw. Reizübertragung von den Sinneszellen in Auge, Nase, Ohr und der Haut passiert auf elektrischem Wege, wobei auch hier bereits Studien aus den 1960er-Jahren nahelegen, dass beim Übergang der Reize von außerhalb des Körpers ins Körperinnere wiederum Piezoeffekte des menschlichen Gewebes – nicht allein der Knochen – eine besondere Rolle spielen, um aus rein mechanischen Kräften (zum Beispiel dem Drücken der Haut) ein von den Nervenbahnen zu verarbeitendes natur-elektrisches Signal zu erzeugen *(der Effekt wurde entdeckt von dem Physiker Morris H. Shamos und dem Mediziner Leroy S. Lavine, veröffentlicht in der britischen Wissen-schaftszeitung «Nature» vom 21. Januar 1967).*

Letztlich kann jeder Gedanke, jede Empfindung, jedes Gefühl, jede Idee, jede Wahrnehmung auf einen natur-elektrischen Vorgang heruntergebrochen werden. Was sehr weitreichende Konsequenzen haben muss, wenn wir uns vor Augen halten, wie elektrische Einflüsse von außen auf alle denkbaren Wechselwirkungen unserer inneren Empfindungswelt treffen.

Auf einmal wird klar, ***warum*** wir schlecht schlafen, wenn wir unser Bett über einer verborgenen Wasserader und ihrem störenden Magnetfeld gestellt haben: das fremde Magnetfeld wirkt möglicherweise auf die Antenne in der Zirbeldrüse und stört hier die Melatonin-Produktion, die uns unseren Tag-

und-Nacht-Rhythmus geben soll. Genauso wird auf einmal plausibel, warum ein Zuviel an Handy-Strahlung uns in große innere Unruhe versetzen kann. Der große Energie-Eintrag durch die Handy-Strahlung in unseren Körper (Stichwort: «Elektronentransportkette», Frequenz-Übertragung bedeutet Elektronen-Verschiebung) muss irgendwo hin; er wird u.U. in Unruhe und Bewegungsdrang umgesetzt.

Man kann das sehr leicht an sich selbst nachvollziehen, wie diese Wirkungen funktionieren. Zum Beispiel der Vergleich der eigenen Empfindungen bei einem Handy-Telefonat in einem Haus, in Schuhen mit Gummi-Sohlen oder barfuss draußen in der Natur. Sie werden feststellen: Drinnen verursacht das Handy-Telefonat eher Unruhe und Bewegungsdrang, gepaart vielleicht sogar mit Nervosität und Beklemmungszuständen (je nach Sensibilität auf Handy-Strahlen). Draußen wirkt sich dagegen die Sie umgebende Natur und die Erdung über die nackten Füße positiv auf Ihr Wohlbefinden aus – trotz Handy und der Konzentration auf das Telefonat.

Wichtig ist, dass wir aufgrund der ständig wachsenden elektrischen Unordnung in unserem Umfeld ein gesteigertes Bewusstsein dafür schaffen, wie wir auf diese Einflüsse reagieren. Wie wir lernen können, mit diesen umzugehen. Wie wir für uns in diesem zunehmenden elektrischen Chaos unsere eigene (natur-elektrische) Harmonie wieder herstellen können.

Es ist sicher nicht zu weit gegriffen, wenn man sagt, dass auch das, was wir allgemein als «das menschliche Bewusstsein» bezeichnen, mit Blick auf unseren natur-elektrischen Apparat – unseren menschlichen Leib – und das auf elektromagnetischen Wellen aufbauende, grundsätzlich harmonische Universum, als ein «elektrisch-basiertes Bewusstsein» verstehen kann. Denn wenn man sich nur die (naturwissenschaftliche) Definition eines Photons anschaut – reine Energie ohne Masse – so kann man eigentlich leicht eine zumindest Wesen-Verwandtschaft zu dem feststellen, was man in einer spirituellen Weise als «Seele» oder Bewusstsein definieren würde: Reine (positive) Energie – ohne Masse.

Und wir alle sind ein Teil dieses uns umgebenden Universums, in dem solche Photonen (auch «Lichtteilchen» genannt) für eine universelle, allgegenwärtige Dynamik sorgen. Warum sollte also unsere Seele, unser Bewusstsein anderen Regeln gehorchen, als das auch uns beinhaltende Universum insgesamt?

Möglicherweise könnte man sogar soweit gehen, unsere Seele als eine ganz bestimmte Melodie oder Harmonie in der Fülle des Universums zu sehen. Ein ganz gewisses (elektrisches) Frequenzmuster, in der nur wir in Bezug zum gesamten Universum schwingen. Eine Frequenz, die nur uns gehört. Die nur wir sind. Die uns auszeichnet. Die uns einordnet in das große Gesamtkonzert des Universums, uns einen genau definierte Position im Kanon des Seins zuweist. Eine solche Frequenz wäre immer schon da gewesen, würde ewig existieren. Sie wäre unabhängig von einem Leib. Sie könnte – von diesem Leib, der diese Frequenz zum Schwingen bringt, befreit – überall existieren. Sie wäre ohne alle anderen Frequenzen als einzelne Frequenz nicht denkbar. Wie auch alle anderen Frequenzen ohne diese ganz bestimmte Frequenz, die wir sind, nicht vollständig wären. Wir wären mit allem verbunden. Und alles wäre mit uns verbunden – durch ein (elektrisches) Feld der absoluten Harmonie.

Wenn Sie nun der Ansicht sind, dass dieses Theorem ganz nach einer Beschreibung der morphogenetischen Felder klingt, wie sie zum Beispiel der bekannte Biologe Rupert Sheldrake in seinen Arbeiten als einen Ort universellen Wissens vorgestellt hat, dann haben Sie absolut Recht. Die Existenz dieses allumfassenden, allgegenwärtigen, zeitlosen Informationsfeldes ist – ausgehend von der Systematik und Funktionsweise des natur-elektrischen Menschen – eine absolut logische, wissenschaftlich begründbare Notwendigkeit. Denn es beschreibt lediglich die physikalisch sich zwangsläufig ergebende Wechselwirkung von uns Menschen mit den überall im Universum existenten elektrischen Feldern.

Das große «Geheimnis» aber, das sich daraus ergibt, bleibt die Frage nach dem Sinn unseres Seins. Und wer ***wir*** in dieser großen kosmischen Harmonie eigentlich tatsächlich sind. Und wie wir unsere Harmonie, unsere kosmisch einmalige Frequenz des Lebens bzw. des Seins verlässlich finden können. Auch dazu später mehr.

1.8. **RADIOAKTIVITÄT – STIMULUS DES ELEKTRISCHEN LEIBES**

Ein Sonderfall bei der Betrachtung von Wirkungen elektromagnetischer Freiraumwellen auf den natur-elektrischen menschlichen Organismus ist die Wirkungsweise von Radioaktivität. Bekanntlich ergeben sich die für den Organismus meist schädlichen Wirkungen durch radioaktive Strahlung vor allem durch das Aufbrechen chemisch(-elektrisch)er Bindungen im Körper – oder anders ausgedrückt: durch das Freisetzen von «freien Radikalen», also aufgrund herausgeschlagener Elektronen positiv geladene Moleküle, die aufgrund ihres Ladungsdefizites (Elektronen-Mangel = positive Ladung) in aggressiver Weise weitere körpereigene Moleküle zum Beispiel der DNS beschädigen und zerstören können.

Als Folgen können am ver-/bestrahlten Organismus selbst somatische Schäden (= Strahlenkrankheit) auftreten; oder – durch Schädigung des Erbguts – ggf. auch erst später bei den Nachkommen als genetische Schäden.

Dabei bleibt die Funktionsfähigkeit der Zellen allerdings auch bei hohen Strahlendosen zunächst meist noch erhalten. Sobald sich die Zelle aber teilt oder Proteine produziert, können Veränderungen am Erbgut und Schäden an den Zellorganellen (den «Organen» einer jeden Körperzelle) zum Absterben der Zelle führen. Die Strahlenkrankheit wirkt deswegen erst mit einiger Verzögerung tödlich, wenn bestimmte, lebenswichtige Zelltypen, die auch beim gesunden Menschen regelmäßig absterben und neu gebildet werden, nicht mehr in ausreichender Zahl vorhanden sind oder nachgebildet werden können. Besonders betroffen sind hiervon Blutzellen.

Darüber hinaus kann es dazu kommen, dass durch die Strahlung verursachte Mutationen in den Zellen zu unkontrollierter Zellteilung führen, wobei die sich teilenden Zellen meistens ihre ursprüngliche biologische Funktion verlieren. Es entstehen Tumore, die darüber hinaus Metastasen bilden können – die allseits bekannte und gefürchtete Krebserkrankung, die heute meist als unausweichliche Folge einer Strahlenkontamination erlebt wird. Und damit vor allem das abstrakte Bedrohungsszenario durch unkontrolliert freigesetzte Radioaktivität für einen jeden Einzelnen «erlebbar» und «begreifbar» macht.

Allerdings – solche Krebszellen (als Folge von zu freien Radikalen mutierten, positiv – also «biologisch negativ» – geladenen Molekülen etwa der DNS) entstehen in jedem Körper auch ohne zusätzliche Strahlenbelastung jeden Tag über 10.000 Mal, ohne dass deshalb ein Krebs tatsächlich zum Ausbruch kommen würde. Der Körper schickt die betroffenen Zellen mit den schädlichen Ladungspotentialen automatisch selbst in den kontrollierten Zelltod und baut die geschädigte Biomasse ab.

Das bedeutet in Bezug auf die durch radioaktive Strahlung verursachten positiv geladenen freien Radikale, bzw. die durch diese mutierten Krebszellen: Grundsätzlich ist das körpereigene Immunsystem in der Lage, mit dem eigentlich schädlichen Mechanismus, mit dem die radioaktive Strahlung auf den biologischen Körper wirkt, fertig zu werden. Die freien Radikale – bzw. die Moleküle einer geschädigten Körperzelle – werden einfach durch Ladungsausgleich (also durch freie Elektronen) neutralisiert, isoliert, abgebaut und/oder aus dem Körper ausgeschieden. Dieser Kampf ist für jeden biologischen Organismus absolute Routine. Involviert sind dabei die Fresszellen (Phagozyten).

Zumindest solange, wie eine bestimmte «Schwelle» im natur-elektrischen Gleichgewicht zwischen der unbeabsichtigten Bildung von freien Radikalen und der Immunabwehr des Körpers nicht überschritten wird. Unterhalb dieser «Schwelle» kann radioaktive Strahlung sogar «heilsam» sein für den Körper; die sogenannte Radon-Therapie, bei der in Bergwerksstollen Patienten radioaktive, radonhaltige Luft inhalieren, hat das in Jahrhunderten unter Beweis gestellt.

Die therapeutische Wirkung der radioaktiven Strahlung resultiert dabei aus genau dieser «Reizung» des Immunsystems. Mäßige Radioaktivität erzeugt quasi einen positiven (ladungselektrischen) Stress für den Organismus, sich auf die Abwehr der aufgrund der radioaktiven Kontamination vermehrt auftretenden freien Radikale im Körper einzustellen und gegenzusteuern (mit Hilfe von negativer Ladungen / freien Elektronen). Ein Stress, der mit verschiedenen Diagnose-Methoden gut dokumentierbar und nachweisbar ist.

Tatsächlich weiß die Wissenschaft schon lange, dass die in verschiedenen Regionen der Welt vorkommende, erhöhte natürliche Radioaktivität – etwa im Erzgebirge, dem Schwarzwald oder dem Mato Grosso Bereich in Brasilien, generell in sehr alten Gebirgen – überraschender Weise zu keiner erhöhten Krebsrate bei der dort ansässigen Bevölkerung führt. Auch Krankheitsrate und Sterblichkeit sind in diesen Gebieten nicht höher als anderswo. Es scheint also, dass sich der menschlichen Organismus auf schwankende, bzw. sich verändernde natürliche radioaktive Belastungen flexibel einstellen kann. Oder, anders ausdrückt: Der Mensch ist stets adaptiert auf das, was ihm die Natur zumutet – auch im Bereich der Radioaktivität.

Was letztlich auch kein großes Wunder darstellt: Der natur-elektrische Organismus kann – da er «lebt» – auf (elektrische) Herausforderungen aller Art auch dynamisch reagieren. Je gesünder der Mensch, desto besser kann er mit neuen und wachsenden Belastungen, wie etwa durch Radioaktivität oder Elektro-Smog, fertig werden.

1.9. EINE KLEINE GESCHICHTE DES SEINS - CHAOS UND STARRE

Wenn man bedenkt, was wir Menschen heute über die Geschichte des Lebens, des Universums – über das Sein an sich – alles wissen, fällt eines ganz zwangsläufig auf: Das Sein hat eine Richtung. Das Sein absolviert eine Entwicklung, die wir – bezogen auf das Leben – gerne Evolution nennen; und wir meinen damit einen Prozess, der aus den allerersten Anfängen des Lebens, so wie wir es heute kennen, mit seinen frühen Aminosäuren in der Ursuppe und den ersten primitiven Einzellern den Weg hin bis zu diesen unglaublich komplizierten und fein justierten «Apparaten», die unsere menschlichen Körper heute darstellen, gefunden hat.

Aber warum eigentlich? Warum dieser unglaublich faszinierende Weg in der Entwicklung des irdischen Lebens?

Man könnte meinen, dass dies vor allem erst einmal eine spirituelle Fragestellung sein müsste, auf die vielleicht religiöse oder geisteswissenschaftliche Gelehrte eine wie auch immer geartete, hoffentlich befriedigende Antwort finden müssten (siehe u.a. die Bücher von Armin Risi). Tatsächlich aber kommen heute die – unserer Meinung nach – befriedigendsten Antworten auf diese ganz großen Fragen des Seins von der Physik oder der Mathematik, also aus den eigentlich naturwissenschaftlichen Disziplinen.

Da, wo jahrtausendelang die Religionen nach Definitionen und letzten Wahrheiten gerungen haben, hat die Wissenschaft (bereits des 20. Jahrhunderts) eine Vielzahl von mathematischen Gesetzmäßigkeiten identifiziert, die erschöpfend die Beziehung jedes einzelnen Menschen mit «dem großen Ganzen» – dem Universum, dem Kosmos, dem All – beschreiben können.

Im Mikro- wie auch im Makrokosmos haben sich ganz bestimmte Strukturen – Ordnungen oder auch Harmonien – herausgebildet, die allein von den physikalischen Kräften, denen alles Sein unterworfen ist, determiniert scheinen. Vom Chaos zur Ordnung, zur Harmonie. Allerdings ist das nur die «halbe» Wahrheit.

Die andere Hälfte: Das ist das Driften vom harmonischen Zustand der Ordnung hin zur absoluten Starre. Eine Harmonie, die nur noch eine einzige «Melodie» spielt, erstarrt. Eine Ordnung, die sich nicht mehr verändern will, wird zum starren Dogma. Daher ist absolute Harmonie das Wandeln auf diesem schmalen Grat an der Nahtstelle zwischen totalem Chaos und totaler Starre (dynamische Ordnung).

Alles Sein pendelt mehr oder weniger dynamisch zwischen diesen Extremen – Chaos und Starre. Unser Sonnensystem entstand aus dem Chaos einer Sternengeburt und dem Kollisions-Chaos der Planeten-Entstehung. Heute leben wir in diesem Sonnensystem in einem Zustand relativer Ordnung, aber doch in Bewegung. Ohne diese Bewegung, die stete Veränderung, aber auch ein Gleichgewicht der Kräfte bedeutet, würden die Planeten in die Sonne «fallen» – was trotzdem wahrscheinlich früher oder später einmal passieren wird. Weil die Sonne ebenfalls zwischen den Extremen pendelt und irgendwann ein Roter Riese wird, der die sie umgebenden Planeten verschlucken wird.

Ähnlich «schwingt» auch unser Körper zwischen solchen Extremen von Chaos und Starre. Misst man die Frequenz des menschlichen Herzschlags (die Herz-Raten-Variabilität), so stellt man fest, dass sich der Abstand zwischen zwei Schlägen gewöhnlich permanent verändert; jedoch beim gesunden Menschen nur in einem relativ schmalen Frequenzbereich.

Denn wäre bspw. ein Herzschlag völlig im Gleichklang, wäre dies der krankhafteste aller möglichen Zustände, entspräche dies doch eben der totalen «Starre». Die «Starre» würde sogar relativ bald zur Krankheit des Patienten führen. Und schließlich zum Tod, üblicherweise zum Herzinfarkt. Die Norm zwischen den Extremen «Chaos» (Herzrhythmus-Störungen) und «Starre» liegt in einem Bereich von zehn bis 15 Schlägen Unterschied pro Minute, die die Herzfrequenz innerhalb von fünf Minuten variieren darf, bzw. sogar variieren sollte. Läge der Variationswert bei mehr als 15 Schlägen pro Minute, käme man ins Chaos; unter zehn Herzschlägen pro Minute Variation oder Differenz eben zum tödlichen Zustand der Starre.

Verbunden mit der Regulation der Herzfrequenz ist das vegetative Nervensystem (zur Steuerung der lebenswichtigen Vitalfunktionen wie Herzschlag, Atmung usw.). Dieses vereint die beiden extremen Aspekte systemisch in sich: der «Symphaticus» (mit dem zugeordneten Hormon Adrenalin als wesentlicher Signalüberträgersubstanz) macht die Nerven und den Körper starr, aber dafür auch bis ins Extrem gesteigert leistungsfähig. Der «Parasymphaticus» (mit Acetylcholin als Gegenstück zum Adrenalin), der auch als «Ruhenerv» bezeichnet wird, dient vorwiegend dem Stoffwechsel, der Regeneration und dem Aufbau körpereigener Reserven («trophotrope Wirkung»). Er sorgt für Ruhe, Erholung und Schonung.

Man kann also sagen, dass sich zwischen den beiden Extremen «Anspannung» und «Entspannung» unser Leben sinusförmig bewegt. Wenn wir diese Mitte unseres eigenen Seins nicht mehr kennen, also nur noch zwischen den Extremen hin und her pendeln, macht uns dies krank. Wir haben unsere innere physiologische – und damit verbunden auch psychologische / geistige / emotionale – Harmonie verloren, die eben auch die äußere Harmonie darstellt, welche uns mit allem Sein um uns herum verbindet.

Das individuelle menschliche Leben ist die Sinuskurve zwischen diesen Extremen; aber es endet in der «totalen Ordnung» – der Starre / dem Tod. Ähnlich strebt eine jede Galaxie auf ihren Kern, ein schwarzes Loch, zu – was auch nur den absoluten Zustand des Endes von Materie bedeutet.

Doch unabhängig von diesen, Materie gebundenen Zuständen von Chaos und totaler Ordnung, existieren eben auch jene Dimensionen der (elektromagnetischen) Freiraumwellen, die reine (Photonen-)Energie darstellen – die sich (im sogenannten «Fernfeld») unendlich im Raum verteilt, ohne aber dabei ihren Energie-Inhalt zu verlieren. Nur wenn sie auf eine Antenne (ein Mensch?) trifft, wird ihre Energie absorbiert, sie geht aber nicht verloren. (Energieerhaltungssatz: Alle Energie wandelt sich nur, wird nie wirklich «verbraucht»).

Dieser «Energieerhaltungssatz» ist (in Verbindung mit dem Wissen um elektromagnetische Wellen / Felder aller Art) letztlich wohl die unglaublichste physikalische Gesetzmäßigkeit, die eine faszinierende spirituelle Dimension eröffnet: Energie geht in unserem Universum nie verloren. Sie wechselt nur das Medium, auf und in dem sie wirkt, und ihre Zustandsform.

Und kommt das einem spirituellem Menschen nicht bekannt vor? – Es (die Energie) ist immer schon da. Es ist in unvorstellbarer Menge vorhanden. Es ist überall und allgegenwärtig. Es vergeht nicht und wird nicht weniger. Und trotzdem «wirkt» es – überall im Universum wie auch in jedem Menschen, jeder Pflanze, überhaupt jedem Lebewesen. Es treibt das Leben, seinen Stoffwechsel (Elektronenübertragungsketten). Es treibt mit seinen Kräften die Planeten an. Es macht jeden gedachten Gedanken möglich. Es initiiert jede kreative Idee. Es ist der Impuls für jeden Herzschlag. Es ist der Magnetismus, der einen Samen zu einer Eizelle zieht und neues Leben inspiriert. – All diese gigantischen Eigenschaften der (grundsätzlich immer elektrischen) Energie hat die Menschheit in ihrer Kulturgeschichte immer schon einen bestimmten Namen zugeordnet. Oder? – So sieht doch das aus, was immer schon von uns Menschen als «Gottheit» apostrophiert wurde.

Ist es daher wirklich verwegen zu denken und zu behaupten: das göttliche Prinzip ist diese allgegenwärtige, sich nie erschöpfende, alles verbindende Energie in unserem wunderbaren Universum? Diese Energie, die uns vom Chaos zur Ordnung führt? Die uns in einer ganz bestimmten inneren und äußeren Harmonie schwingen lassen möchte auf dem Weg zu unserem persönlichen Glück und Frieden.

Vielleicht bekommen auch Sie eine Gänsehaut, wenn sie beim Nachdenken über die ganzen Dimensionen, die diese schlichte Erkenntnis über das absolute Wesen der kosmischen Energien beinhaltet. Verlässt die Energie (die Seele?) den Körper am Ende des Lebens, kann diese – da sie ja Energie ist – niemals und nirgendwo verloren gehen.

Wenn wir verstehen, wer wir mit unserem (natur-elektrischen) energetischen Leib eigentlich sind und welche Position und Rolle wir in der kosmischen (Energie-)Harmonie des Seins eigentlich einnehmen, wird es uns zwangsläufig auch sehr viel leichter fallen, in den (energetischen) Wirrungen und Verirrungen des modernen Lebens mit all seinen sich rasant verändernden Herausforderungen unser persönliches Glück und Wohlbefinden sicher herzustellen.

1.10. JENSEITS DER ZEIT UND DES RAUMES

Ein weiterer Aspekt des Seins, der sich bei der intellektuellen Reflexion der Bedeutung von «Energie» auf das Leben und das Universum ergibt, ist das Momentum der «Zeit»; und damit auch das korrelierende Momentum der «Information».

Wenn das Sein vor allem eine Reise vom Chaos zur Ordnung zu sein scheint, so erschließt sich wohl von selbst, dass die «Zeit», die diese Reise dauert, eine besondere Rolle spielen muss und eine ganz bestimmte Funktion hat. Und dass es innerhalb dieser Zeit einer gewissen «Information» bedarf, die die Regeln und allgemeinen Gesetzmäßigkeiten der Bedingungen dieser Reise durch die Zeit definiert. Als spiritueller Mensch mag man das gerne als «göttlichen Bauplan» sehen. In einer konkret auch rational zu begreifenden wissenschaftlichen Welt(sicht), wie wir sie später noch beim Physiker Burkhard Heim beschrieben sehen werden, ist dieser «Bauplan» eher ein kosmologisches Prinzip; eine alles umfassende physikalische Gesetzmäßigkeit, die sich aus den Bausteinen dessen, was das Sein – also das Universum – baut, ganz zwangsläufig ergeben muss. – Was aber nicht bedeutet, dass alles, was geschieht, bereits durch ein wie auch immer geartetes «Schicksal» vorbestimmt sein muss. Das meint dieses «kosmologisches Prinzip» nur zu einem gewissen Teil. Es geht hier vielmehr um einen «dynamischen Informationsraum», mit dem das Sein, wie wir es kennen und mit unseren äußeren Sinnesorganen wahrnehmen, direkt verbunden ist, von diesem «abhängt» und beeinflusst wird. Aber wiederum auch von unserem Sein aus manipuliert, also beeinflusst und verändert werden kann.

Es geht hier um die Wechselwirkung des während des Lebens an die Materie unseres Körpers gebundenen Bewusstseins mit den im gesamten Universum gegenwärtigen, immateriellen (Energie-) Feldern oder wie immer man diese definieren mag. Es muss, so die mehr als begründete Vermutung, einen «Informationsraum» geben, der den Bauplan des Seins liefert. Das heißt «mehr» als bloße Entschlüsselung eines Genoms, das vielleicht die Grundlagen des biologischen Lebens beinhaltet. Es meint jenen Informationsträger, der dem Genom erst seine Ordnung und seine Richtung gab. Der die Massen des Universums sortierte und in einem dynamischen Gleichgewicht der Kräfte ordnete. Und der nicht losgelöst von unserer Existenz und von außen her dirigiert und bestimmt. Sondern von dem wir als Geist und Bewusstsein – als

Teil aller Energie – ebenfalls ein Teil sind. Mit dem wir direkt und unmittelbar zusammenhängen, der uns bestimmt und den wir bestimmen. Mit dem wir unablässig wechselwirken, weil wir «Es» sind.

Dazu vielleicht ein Ausschnitt aus dem Artikel «Die Rehabilitation des Geistes – Quantenphysik als Brücke zwischen mechanistischer und nichtmechanistischer Wissenschaft» von Markus Schmieke, erschienen in der Zeitschrift «Raum&Zeit» (Ausgabe 128 von 2004), der mit einem verblüffenden Beispiel sehr schön deutlich macht, wie wir als Teil dieses «energetischen Seins-System» innerhalb dieses Zeit- und Informations-Konstrukts «wirken» können:

> ***Der Einfluss des Bewusstseins auf physikalische Experimente***
>
> *Seit Anfang der Achtziger Jahre werden von Robert Jahn und seinen Mitarbeitern an der Universität in Princeton Experimente durchgeführt, die sich mit dem Einfluss des Bewusstseins auf physikalische Prozesse beschäftigen. Robert Jahn ließ verschiedene Arten physikalischer Zufallsgeneratoren Zufallsfolgen von Ereignissen produzieren, die er jeweils einer Versuchsperson vorführte. Die Ereignisreihen bestanden aus positiven und negativen Signalen, die im unbeobachteten Fall einer Gaußschen Gleichverteilung entsprechend auftreten. (Die Gaußsche Gleichverteilung beschreibt die Wahrscheinlichkeitsverteilung einer kontinuierlichen Zufallsgröße. Graphisch ergibt sie eine Glockenkurve.) Er verwendete hierbei elektronische und auch mechanische Zufallsgeneratoren und ließ deren Zufallsfolgen beobachten. Die Aufgabe der Beobachter bestand darin zu versuchen, das Ergebnis in eine bestimmte Richtung zu beeinflussen. So sollten einige Beobachter sich möglichst viele positive Ereignisse wünschen, während andere sich möglichst viele negative Ereignisse wünschen sollten. Tatsächlich zeigten die Ergebnisse eine deutliche Abweichung der Ereignisfolgen von der erwartenden Gleichverteilung und zwar im Allgemeinen in der Richtung, die der Beobachter beabsichtigt hatte.*

Es scheint also tatsächlich so zu sein, dass der Mensch allein mit seinem Bewusstsein das Geschehen um ihn herum aktiv manipulieren und beeinflussen kann. Sieht man den (energetischen) Menschen als untrennbaren Teil der gesamten (energetischen) Existenz / des gesamten Seins, ist das auch nicht weiter verwunderlich. So wie ein Mensch einen Stuhl wegstellen kann, der ihm im Hier und Jetzt (also in seiner ihm umgebenden Raum-Zeit) im Weg steht, so muss dieses auch ganz natürlich für all jenes gelten, was er mit seinem (natur-elektrischen) Bewusstsein mit Hilfe seiner (organischen) «Antennen» erreichen kann. In beiden Fällen – egal ob mechanische oder «geistige» Arbeit – wirken (natur-elektrische) Energien und/oder Felder.

Doch dieses «Wirken» geht noch weiter, wie Markus Schmieke in seinem Artikel berichtet:

> *Im Jahr 1992 führte Robert Jahn dann eine etwas abgewandelte Variante dieses Versuchs durch, indem er einen radioaktiven Zerfallsprozess als natürlichen Zufallsgenerator wählte. Ein Detektor zählte die abgestrahlten Alpha-Teilchen, deren unregelmäßiges Auftreten eine zeitliche Zufallsfolge bildeten. Bei diesem Experiment wurden die Ereignisse jedoch nicht sofort auf einem Display zur Beobachtung freigegeben, sondern zunächst einmal mit Hilfe eines Computers gespeichert.*
>
> *Man nahm eine ganze Reihe von Versuchsergebnissen auf und beließ diese dann für circa drei Monate unbeobachtet im Speicher des Computers. Erst nach drei Monaten reaktivierte man den Computer und ließ ihn die gespeicherten Daten in ihrer ursprünglichen zeitlichen Abfolge auf einem Bildschirm reproduzieren. Wiederum setzte man Beobachter vor den Bildschirm, die den Versuch unternahmen, die verschiedenen Ergebnisreihen durch ihren Willen zu beeinflussen. Erstaunlicherweise ergaben sich genau die gleichen Ergebnisse einer nachgewiesenen Beeinflussung der Häufigkeit der Ereignisse, als wären die Alpha-Zerfälle direkt zeitgleich mit ihrer Erzeugung beobachtet worden. (...)*
>
> *Diese Ergebnisse legen die Hypothese nahe, dass erst die Beobachtung der Versuchsergebnisse die Wellenfunktion des Zerfallsprozesses kollabieren lässt, obwohl dieser Prozess schon vor drei Monaten abgelaufen und abgespeichert wurde.*

Markus Schmieke zieht daraus in seinem Text den Schluss, dass die Beobachter in diesen Versuchen einerseits sowohl wiederum mit ihrem Bewusstsein die Ergebnisse des Alpha-Zerfalls aktiv beeinflussen konnten, andererseits dies aber auch noch in Bezug auf einen Versuch konnten, der bereits «nach herkömmlicher Auffassung» in der Vergangenheit stattgefunden hatte. Das scheint einer linearen Auffassung der Zeit, wie sie heute ja als Konsens allein nur akzeptiert wird, massiv zu widersprechen. Das ist aber nur scheinbar so.

Denn: Eine Realität entsteht immer erst allein im Auge des Betrachter – des «Beobachters». Da wir als originärer Bestandteil des Energie-Kosmos das Sein selbst über unser Bewusstsein bestimmen, manifestiert sich unsere Wirklichkeit aus der Fülle alles Möglichem im Moment der Gegenwart zu dem, was wir zu einem (sehr hohem) Grad aktiv wollen. Das Bewusstsein steht immer über der Materie, die unsere (äußere) Realität bildet. Als Teil der kosmischen Energie ist das Bewusstsein aktiver Schöpfer des Augenblicks – selbst wenn das Ergebnis ein Produkt eines vergangenen Geschehens zu sein scheint. Es (= die noch unbekannte Vergangenheit) manifestiert sich trotzdem erst in unserem Erleben der relativen Gegenwart.

Es sollte und müsste eigentlich das allergrößte Erstaunen und auch Erschrecken verursachen, wenn sich jeder von uns dieser erst einmal unglaublichen Kraft und Macht unseres Bewusstseins «bewusst» wird. Wir sind als Menschen niemals die getriebenen Opfer eines äußeren Schicksals. Wir alle haben aufgrund unserer Stellung im allumfassenden Energie-Kosmos das unbedingte Vermögen, (nicht nur) das materielle Sein aktiv über unser Bewusstsein zu beeinflussen. Und wenn dies auch noch in der Gegenwart verborgene Dinge aus der Vergangenheit betrifft, so können wir selbst diese zurückliegenden Geschehnisse aktiv manipulieren – und zwar in dem Moment, wo sie durch ihre erste (öffentliche) Wahrnehmung zur Realität werden.

Es müsste daher eigentlich legitim sein, den Menschen in einem solch gewaltigen Deutungs-Kosmos für genau diesen absoluten Moment der Gegenwartsbetrachtung, in dem er die einzige dann relevante Wirklichkeit erschafft, eine geradezu göttliche Schöpferkraft zuzusprechen. Was nicht zu weit hergeholt erscheint, wenn man wiederum bedenkt, dass ja das Bewusstsein aufgrund seiner energetischen Existenz ein Teil der im Universum geltenden, ja unveränderlichen (eigentlich: unvernichtbaren) Gesamt-Energie (= Gott?) sein muss.

Vielleicht ist es an der Zeit (!), dass der Mensch aufhört, sich in der Betrachtung der Welt und des Seins erst einmal auszuklammern, um dann, unabhängig von sich selbst, seine kosmologischen Modelle aufzustellen und zu entwickeln. Wenn wir im folgenden Kapitel über die bekannten vier Dimensionen des klassischen Raummodells sprechen – und dem dann den zwölfdimensionalen Raum gegenüberstellen, wie sie der Physiker Burkhard Heim in seiner Feldtheorie entwickelt hat, sollte es möglich sein, von Anfang an den (bewussten) Menschen ins Zentrum eines darauf aufbauenden kosmologischen Entwurfs zu stellen.

Denn nur im Bezug auf das eigene Sein des Menschen gewinnen diese Modelle eine echte Relevanz; denn der Mensch erschafft sich durch seinen (bewussten) Blick auf die Welt eine reale Wirklichkeit, die mit Blick in die dann existente Vergangenheit eine echte Relevanz gewinnt. Und mit dem Blick in eine relative Zukunft eine Richtung bekommt. Wobei wiederum die Wechselwirkung des Einzelnen mit Allem die absolute Matrix des Seins erst sichtbar werden lassen kann.

1.11. DIE 12 EBENEN DES MENSCHSEINS

«Die absolute Matrix des Seins...» – Das klingt hochgestochen. Und wenn man diese «absolute Matrix des Seins» auch noch mit den zwölf Dimensionen der Feldtheorie des Physikers Burkhard Heim erklären will, wird es zudem ziemlich kompliziert. Doch kompliziert ist eigentlich nur die Suche nach einem geeigneten Vokabular, mit dem man die im Grunde ganz einfachen, selbstverständlichen und leicht nachvollziehbaren Grundannahmen der Heimschen Ideen einem anderen Menschen verständlich machen kann. Es gibt hier in den modernen Wissenschaften bereits eine geradezu babylonische Sprach- und Definitions-Vielfalt, die sich einem aber erschließt, wenn man das eigentliche Prinzip dahinter – die «absolute Matrix» – erst einmal verstanden hat. Dann entdeckt man diese «Matrix» in vielen der aktuellen Seins-Hypothesen sehr leicht wieder, die die moderne Quantentheorie mittlerweile hervorgebracht hat.

Wichtig ist, dass wir eine fundamentale Daseins-Erklärung – eine umfassende Kosmologie – nie von uns als Mensch und Individuum trennen sollten. Wie gezeigt, entsteht die *«Gegenwart des Faktischen»*, wie es der Physiker Markus Schmieke nennt, erst in der Betrachtung eines Geschehens. Wir sind als Individuum – aber auch als Teil von Allem (auch aller anderen Menschen) – der Kristallisationspunkt, an dem die Wirklichkeit sichtbar und erlebbar wird.

Wesentlich ist dabei, dass wir nie getrennt sind von der Gesamtheit des Seins. Unser (natur-elektrisches) Energiepotential, unsere (elektrische) Frequenz oder Feldstärke, unsere Lebensenergie verbindet uns unabänderlich mit der gesamten Energie des Universums. (Göttliche) Energie ist zeitlos, ist allgegenwärtig, ist aufgeladen mit allem was war, was ist und was sein wird (= Information).

Wir leben, weil wir Energie in uns aufnehmen und wandeln (in Form von Nahrung, in Form von Licht, oder allgemein in Form von Photonen, der reinen Energie). Wir sterben, wenn wir aus dem dynamischen Energieumsatz des irdischen Leibes (= Stoffwechsel, Elektronenübertragungsketten) in das «elektrische Potential» wechseln, das im Universum allgegenwärtig ist. Energie in Form von elektrischen oder energetischen Feldern ist ja überall gegenwärtig. Und wir sind Teil davon, im Leben und im Sterben. Untrennbar. Ewig. Das ist einfach ein Naturgesetz (der Physik), weil Energie nie vergeht und in ihrer Gesamtheit immer eine Einheit bildet, die uns im Leben durchströmt – und im Tod einfach mitnimmt.

Nur weil wir ein elektrisches Gerät ausschalten, ist der Strom nicht weg oder verschwunden oder vernichtet; auch wenn wir den Stecker ziehen und das Gerät zerstören. Der Strom, die Energie, die das Gerät eben noch durchströmte und zum «Leben» erwecken konnte, ist nur woanders.

Burkhard Heim sagt nun in seiner «einheitlichen Feldtheorie», dass unsere bekannte vierdimensionale Welt – drei Dimensionen für den Raum, eine Dimension für die Zeit – durch zwei weitere Dimensionen ergänzt wird, die er «Energetisches Steuerungsfeld» (ESF) nennt. Was Heim damit gemeint haben könnte, wird schnell klar, wenn wir uns vergegenwärtigen, dass wir, die in den vier Dimensionen der Raum und der Zeit unterwegs sind, reine «Energiewesen» sind. Diese Energie, aus der wir geworden sind – die wir sind, gehorcht (physikalischen) Gesetzmäßigkeiten. Diese Gesetzmäßigkeiten – die «energetische Steuerung» – ist nicht getrennt von den anderen Dimensionen. Sie ist reine «Wirkung» in den vier Basis-Dimensionen. Sie bilden die Schablone, nach der Energie wirken und sich wandeln kann, nach der elektromagnetische Felder sich aufbauen und im All verteilen, nach der Energien mit Materie interagieren und Energie irdisches Leben ermöglicht. Jedoch stets in diesen beiden Dimensionen (der ESF) allein bezogen auf Energie-Art und -Stärke; **nicht** aber auf die Art und Weise, **wie** Energie wirkt.

Für die «Art und Weise», wie die allgegenwärtige kosmische Energie (also das Leben, das Sein an sich) in Erscheinung tritt, definiert Burkhard Heim zu den bereits erwähnten sechs «unteren» Dimensionen (dem sechsdimensionalen «Energieraum») sechs weitere, «übergeordnete» Dimensionen, die eine Spiegelsymmetrie zum Energieraum bilden und die Heim «Informationsraum» nennt. «Information» deshalb, da hier vor allem die «Qualität» von Allem seine Festlegung findet.

Jede der sechs (unteren) Energie-Dimensionen entspricht eine Informations-Dimension, wobei Heim am Übergang von Energieraum zu Informationsraum – der Schnittstelle von Energie und Information – den zwei Dimensionen des ESF (Energetischem Steuerungsfeld) das ebenfalls zweidimensionale «Globale Informationsfeld» direkt gegenüber stellt – das beim Biologen Rupert Sheldrake beispielsweise «morphogenetisches Feld» genannt wird.

Die Begrifflichkeit «Dimensionen» führt dazu, das wir im ersten Moment versuchen diese zusätzlichen Dimensionen wie bei den ersten drei irgendwie geometrisch in unserer Vorstellung einzubauen. Doch diese höheren Dimensionen unterliegen keiner Geometrie; diese ist ausschließlich an die ersten drei Dimensionen gebunden. So wie Zeit und Energie den geometrischen Raum durchdringen und ihn bezogen auf diese Funktionen (Zeit und Energie-Inhalt) definieren, beschreibt auch der Informationsraum mit seinen zusätzlichen sechs Dimensionen jeweils Zustände (= Seins-Informationen), die den uns direkt erlebbaren geometrischen Raum – und damit auch wieder den Zeit- und Energieraum – durchdringen.

Schwierig ist hierbei die in kosmischen Dimensionen komplette Definition von «Information». Dass Burkhard Heim dieser «Information» allein sechs Dimensionen zuordnet (er tut dies, weil er aufgrund von mathematischen Notwendigkeiten, mit denen er sein Dimensions-Modell durchgerechnet hat, auf diese Anzahl kam; er selbst wird nur eine vage Vorstellung davon gehabt haben, was diese Dimensionen abseits von mathematischen Formeln konkret ausfüllt), zeigt die unvorstellbar große Fülle an Informations-Möglichkeiten und Informations-Dimensionen, die das Sein bestimmen können. Spannend ist, dass Heim den beiden Dimensionen des «globalen Informationsfelds» in den vier folgenden, höchsten Dimensionen (mit den Informationen) auch das Bewusstsein überordnet. Denn es ist klar, dass solche Bewusstseins-Dimensionen nie weit weg für uns sind. Sie sind in uns verschränkt. Wir «sind», wenn wir uns «bewusst sind», diese vier höchsten Dimensionen des Informationsraumes. Bewusstsein ist in dieser Definition eben jener (vieldimensionale) Informations-Kosmos, der dem energetischen Leib einen Inhalt gibt.

Wobei jedem mit einigem Nachdenken schnell erschließbar wird, warum (auch) die Information analog zur Geometrie und der Zeit vier Dimensionen braucht: Information (setzen wir die einmal gleich mit Gedanken) können ein-, zwei- und auch dreidimensional sein; und zusätzlich eine zeitliche Dimension berücksichtigen. Allerdings sind Informationen, kosmologisch betrachtet, sehr viel mehr als bloße menschengedachte Gedanken. Und doch ist unser menschliches Bewusstsein mit der Gesamtheit aller Information im Universum unabänderlich verbunden, weil es ein Teil von ihr ist. Und all die beschriebenen zwölf Dimensionen gemeinsam hängen zusammen, sind nie separierbar, bedingen sich, sind Naturgesetz und eine absolute Seins-Notwendigkeit.

Die Verschränkung von Geometrie, Zeit, Energie und Information (Leib/Materie + Leben/Photonen + Bewusstsein) ist diese gesuchte «absolute Matrix des Seins». Es sind zwar zwölf Dimensionen, mit denen sich diese Matrix optimal beschreiben lässt. Aber die Zahl dieser Dimensionen muss uns nicht erschrecken, weil der Inhalt dieser Dimensionen uns aus unserem Leben heraus sehr verständlich ist. In diesen Dimensionen findet sich beschrieben, was unser Leben und unser Sein ausmacht. Das Verstehen dieser Dimensionen kann uns helfen, auch die Wirkweise unseres Lebens und unseres Bewusstseins zu verstehen und zu begreifen. Und für uns selbst aktiv nutzbar zu machen.

Wir «sind» Energie- und Informations-Raum. Wir sind niemals getrennt von diesen Dimensionen. Wir haben den direkten Zugang zu all diesen Dimensionen und können sie uns nutzbar machen. Wir können durch das Bewältigen der Schnittstelle vom Energie- zum Informationsraum über unser Bewusstsein (also unser Denken und Fühlen) mit allem im Universum in Verbindung treten. Wir haben einen Zugang zu allen Informationen, die sich jemals im kosmischen Informationsraum (Globales Informationsfeld) angesammelt haben (da unser Bewusstsein «über» diesem Informationsraum angesiedelt ist, bzw. diesen Informationsraum erst bildet).

Unser Bewusstsein als Summe aus Energie und Information steht über allem. Es ist die höchste Kraft, die oberste Einheit. Es ist in seiner (kosmischen) Gesamtheit das, was die Menschheit stets als höchste Göttin / höchsten Gott – als höchsten Baumeister – als göttliches Prinzip bezeichnet hat. Wir sind mittels unseres Bewusstseins ein unabänderliches Teil davon.

Das Geheimnis des Lebens besteht darin, sich dieser gewaltigen Bedeutung des (menschlichen) Bewusstseins auch «bewusst» zu werden. Sich die Möglichkeiten dieses mit dem gesamten Kosmos verbundenen Bewusstsein zu erschließen und nutzbar zu machen. Sich von den Beschränkungen der drei, vier Dimensionen des materiellen Seins freizumachen – und die unendlichen Potentiale des Energie- und Informationsraums zu nutzen.

DIE 12-STUFIGE PYRAMIDE VON MENSCH UND MEDIZIN

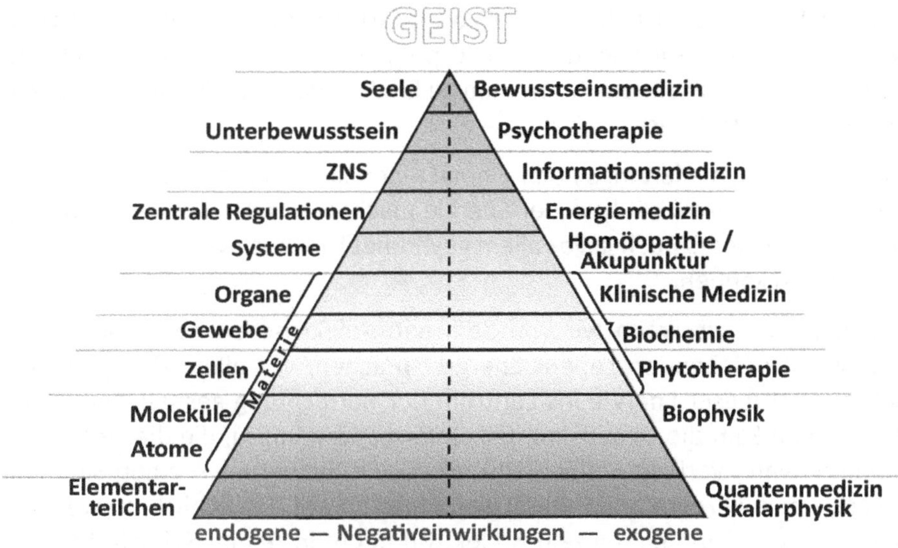

1.12. CHAKREN, MERIDIANE, ENERGIEZENTREN

Wenn Sie jetzt, verehrte Leserinnen und Leser, einmal zurückblicken auf die ersten Kapitel dieses Buches, erkennen Sie vielleicht die kleine Reise, die wir bis hier her gemacht haben. Wir sind gestartet bei der (Natur-)Elektrizität, haben uns den (natur-)elektrischen Körper genauer angeschaut, um schließlich beim Bewusstsein des Menschen zu landen, das auch immer Teil kosmischen Bewusstseins ist.

Wir müssen nun allerdings noch einmal einen kleinen Schritt zurück zur Bedeutung der Elektrizität bzw. der Energie machen, um das «Heilen zu verstehen» – dem dieses Buch ja vor allem gewidmet ist – auch wirklich umfassend erklären zu können.

Bisher haben wir, wenn wir von dem natur-elektrischen Kern der uns als Menschen belebenden Lebens-Energie sprachen, vor allem den physikalischen Wert dieser Energie ins Zentrum der Betrachtung gestellt. Im letzten Kapitel nun kam die Dimension der «Information» hinzu, die dieser Energie einen «Inhalt» verleiht – eine Richtung – eine Bedeutung – einen Sinn und Zweck – eine «Programmierung», wenn man so will. Tatsächlich, so weiß die Wissenschaft, kann ein einzelnes Elektron heute in seinen Spins (= Rotationen) sowie seinen Potential- und Aggregats-Zuständen mehr Informationen speichern als alle von Menschenhand gebauten Computer zusammen. Das mag auch ein Gefühl dafür vermitteln, wie «groß» der dargestellte Informationsraum aus menschlicher Sicht eigentlich sein muss.

Energie – und damit auch Elektrizität – ist also immer gleichzeitig ein Informationsträger. Energie und Information bedingen sich, bilden eine Einheit. Energie ohne Information ist nicht möglich. Wie auch Information die Energie zwangsläufig braucht, um «Wirkung» zu entfalten. Keine der zwölf Dimensionen, die Burkhard Heim in seiner Feldtheorie beschreibt, existiert ohne die anderen. Sie bedingen einander, begründen einander; zumindest in Bezug auf uns Menschen, die wir in der Betrachtung der Phänomene dieser verschiedenen Dimensionen in und um uns herum erst die für uns gültige Realität (als Beobachter des Seins) erschaffen.

Mit diesem «theoretischen Rüstzeug» ausgestattet, wird es Zeit, sich in diesem Text von dem bisher eher mechanistischem Weltbild zu verabschieden, dass wir bei der Beschreibung der dargestellten natur-elektrischen Phänomene unseren Körper betreffend bisher vor allem angewendet haben. Wir definierten Adern und Nervenbahnen als elektrische Leiter erster und zweiter Ordnung. Wir stellten Organe und Zellen als Antennen dar, die elektrische Signale und Felder umwandeln und von außen nach innen leiten können. Wir interpretierten piezoelektrische Kristalle als kleine Stromkraftwerke, die elektrische Impulse setzen und damit vielerlei Wirkungen erzielen können.

Bezogen auf die ersten vier oder vielleicht auch sechs Dimensionen des Heimschen Zwölf-Dimensionen-Modells (also bezogen auf den Energieraum) sind dies die korrekten Definitionen und Grundbeschreibungen, mit denen das Wesen und die Funktion unseres (vier-, bzw. sechsdimensionalen) Materie-Körpers verständlich wird. Aber wir haben mittlerweile gesehen: Wir sind **mehr**!

Und das «Mehr» ist die Information, Sinn und Bedeutung, das Programm, die Matrix, nachdem das natur-elektrische Leben in unserem irdischen Leib funktioniert – und das diesen Leib mit allem darin (vor allem dem Bewusstsein) mit dem gesamten Kosmos verbindet.

Wenn wir also von «Energie-Strömen» in unserem Körper sprechen, können wir dies in Adern und Nervenbahnen ausdrücken – und würden nur eine Elektronenwechselkette bzw. eine Elektronenübertragungskette meinen. Oder aber wir nutzen die aus dem fernöstlichen Menschenbild heraus bekannte Sprache der «Meridiane» oder «Chakren» oder «Energiezentren», um die Beschreibung der reinen elektrischen Funktionalität unseres Körpers um das Moment der «Information» zu ergänzen.

Genau das ist der immer wiederkehrende Fehler der westlichen Schulwissenschaften bei der Bewertung und Interpretation des östlichen Menschenbildes. Man analysiert mit rein mechanistischen Maßstäben eine Definitions-Welt, die vor allem auf der Gesamtheit von Materie, Energie und Information und dem diesem übergeordneten Bewusstsein (menschlich; kosmisch) aufbauen will.

Suche ich im menschlichen Körper einen «Meridian», wie ihn die traditionelle chinesische Medizin beschreibt, allein mit Methoden der ersten drei oder vier Dimensionen (also dreidimensionaler Raum + Zeit), muss dieser Versuch ganz zwangsläufig scheitern, weil er die Dimensionen des Bewusstseins nicht berücksichtigt. Wir erinnern uns: Realität entsteht im Moment der

Betrachtung; erst das Beobachten und die Intention des Beobachters – sein bewusster Wille – «beugt» die erlebte Wirklichkeit aus der Fülle des bis dahin Möglichen genau dort hin, wo der Beobachter sie haben will (zumindest in sehr großem Maße).

Das bedeutet aber nicht (nur): Ich denke die Meridiane (in meinem Körper), also «sind» sie. Denn wir sind ja nie nur wir allein. Über das globale Informationsfeld ist unser Bewusstsein mit allem Bewusstsein des Universums verbunden, also auch mit allen Menschen die waren, die sind und sein werden. Und in diesem Spannungsfeld aus dem, was mich unmittelbar und individuell betrifft, und dem, was alle anderen und alles andere betrifft, reift(e) das Wissen über die Meridiane (und Chakren) im menschlichen Körper – und das Wissen, wie man über sie das sinnliche und emotionale Befinden des Menschen beeinflussen kann.

Der Energie-Fluss des Körpers, der ein elektronen-basierter natur-elektrischer Energiefluss ist von Zelle zu Zelle, von Synapse zu Synapse, von Neuron zu Neuron, kann sich auf Basis seiner «Programmierung» (= Anbindung an die Informations-Dimensionen des Seins) bei bestimmten Funktionen seinen individuellen Energie-Weg suchen, abseits von dem, was man in einer allein mechanistischen Welt als reinen elektrischen Leiter definieren würde. Ein Meridian manifestiert sich im menschlichen Körper aus dem, was ihm die Physik des Energie-Flusses in Verbindung mit der im Kosmos vorhandenen Information für diesen Energie-Fluss vorgibt – und das in aktiver Wechselwirkung mit dem Bewusstsein des jeweiligen Menschen und – ggf. – mit dem Bewusstsein des behandelnden Heilers (die beide wiederum über den Informationsraum mit der Summe allen Bewusstseins im Universum verbunden / verschränkt sind).

Das Wunderbare an diesem aus der östlichen Philosophie heraus geborenen ganzheitlichem Menschenbild ist: Wenn man sich mit der (Quanten-)Physik der verschiedenen Feldtheorien, mit dem Wesen elektromagnetischer Strahlung oder auch ganz allgemein der Feldphysik auseinandersetzt, passen die Puzzle-Teile dieser beiden vordergründig widersprüchlichen Welt- und Menschenbilder – Ost und West, ganzheitlich und mechanistisch – auf erstaunlich präzise Weise zusammen. Ohne dass noch sehr viele, bisher als fundamental geltende Fragestellungen bleiben.

Materie, Energie, Information und Bewusstsein – in dieser Reihenfolge auch hierarchisch in ihren Bedeutungen für das Sein aufwärts sortiert – wer für sich für diese Begriffe feststehende Definitionen findet, wird das Puzzle des Seins fast von alleine für sich erschließen können. Und wird dann, wenn er den eigenen möglichen Einfluss seines Bewusstseins auf die Energie in seinem Körper (und um ihn herum) und die Information, die diesen Energiefluss steuert, entdeckt, nicht mehr nur ein «Getriebener» des Lebens sein. Sondern Schöpfer und Gestalter, der über sein Bewusstsein die Realität so beeinflussen kann, wie es für ihn (und andere) sinnvoll erscheint.

1.13. SCHULMEDIZIN VERSUS ÖSTLICHE HEILMETHODEN

Dass das rein mechanistische Weltbild, wie es bspw. die westliche Schulmedizin in weiten Teilen vertritt, in Bezug auf ein sinnvolles Menschenbild viel zu kurz greift im Vergleich zum fernöstlichen Welt- und Menschenbild mit seinen Lehren von den Meridianen und Chakren (Energiezentren), macht folgende Beobachtung (= Information) deutlich: Während die immer teurere westliche Medizin zwar die Lebenserwartung der Menschen immer mehr (künstlich) verlängert, ohne aber dass dies mit einem Mehr an Lebensqualität einhergehen würde, sind fernöstlich Heilmethoden einerseits vergleichsweise sehr kostengünstig und erst noch deutlich effektiver als die westliche Apparate- und Chemie-Medizin.

Immerhin hat der Marktanteil der Komplementär- bzw. Integralmedizin aufgrund derer, die ihre Eigenverantwortung vermehrt wahrnehmen, erfreulicherweise und maßgeblich zugenommen.

Doch die öffentliche Wahrnehmung – und hier vor allem der sogenannte wissenschaftliche Konsens – weigert sich nach wie vor, diese Leistungen der fernöstlichen Heilmethoden und die darauf aufbauenden Heilungserfolge auch offiziell anzuerkennen. Langfristig wird das aber nur dazu beitragen, dass sich das westliche Medizin-Wesen mit seinen immer mehr durchschaubaren Geschäftsmodellen und Rendite-Dogmen früher oder später selbst gänzlich ad absurdum führen muss. Und zwar in dem Maße, wie wir Menschen unser und aller Bewusstsein als Träger von auch individuellem Glück und individueller Gesundheit zu nutzen verstehen.

Bewusstsein, aufbauend auf «Information» und Kraft (also Energie), wird sich langfristig stets demjenigen Heilwesen zuwenden, das auch wirkt. Wobei der Wirknachweis das konkrete eigene Erleben, die konkrete subjektive Erfahrung ist – die sich immer am auch (wir nennen das an dieser Stelle jetzt einfach einmal so) «Schwarm»-Bewusstsein und «Schwarm»-Erleben des gesamten Lebens / des gesamten Seins ausrichten wird.

Es ist einfach eine echte erlebte Erfahrung schon so vieler Generationen, dass die fernöstlichen Heilmethoden mit ihrem gesammelten Wissen die Menschen, die sie anwenden, gesünder machen als alles, was die westliche (Schul-)Medizin bisher hervorgebracht hat. Und noch mehr: Fernöstliche Heilmethoden scheinen die Menschen, die sie anwenden, auch insgesamt zufriedener, ausgeglichener und fröhlicher zu machen als alles, was die westliche Schulmedizin heute leisten kann.

Zugegeben, in diesen pauschalierten Aussagen steckt viel Klischee-Denken einer vom westlichen Heilwesen tief frustrierten Klientel. Aber es gibt auch im Westen Mediziner, die mit viel innerem Bewusstsein einem eigenen Drang zur Hilfe und Heilung folgen und erfolgreich heilen können. Doch die allgemeine Marktsystematik, der das schulmedizinisch ausgerichtete Heilwesen immer noch unterworfen ist, schafft schon ganz grundsätzlich völlig falsche Voraussetzung für eine echte Wirk-Medizin – und muss daher zwangsläufig in die Irre laufen.

Bei uns leben ein Arzt, ein Heiler[1] und die «Krankheitsindustrie» davon, dass seine Patienten krank sind. Je kranker sie sind, desto mehr verdient man an diesen. Würde man Patienten wirklich gesund machen, liefe man Gefahr, sich nicht nur theoretisch der Basis seiner eigenen Praxis zu berauben. Direkte Folge dieses Marktreflexes im heutigen Medizinwesen: Ab einem gewissen Alter (jenseits der 50) ist es die absolute Ausnahme, dass ein Bürger westlicher Gesellschaften **nicht** chronisch krank ist. Angeblicher Bluthochdruck, Diabetes, Parkinson, Alzheimer, Cholesterin – und unendlich vieler weiterer Indikationen, begeben sich Patienten oft in eine lebenslange Abhängigkeit zur Medizin.

Dieses System, das Gesundheit verspricht, aber in Wahrheit nur dauerhaft krank machen will und seine Patienten in eine totale emotionale und finanzielle Abhängigkeit treibt, wird in dem Maße, wie sich die Menschen dieser Paradoxien und Missverhältnisse ihres Heilwesen mehr und mehr bewusst werden, auf Dauer scheitern müssen. Das ergibt sich mittel- und langfristig bereits aus dem «Gerichtet-Sein» des Seins an sich: – alles strebt vom Chaos zur Ordnung, das ist das Naturgesetz, das dem Sein seine Richtung gibt. Aus diesem Selbstverständnis heraus ist es eine ganz natürliche Zwangsläufigkeit, dass auch die Menschen in ihrer Gesamtheit die «Unordnung», die das westliche Heilwesen derzeit noch in weiten Teilen mit seinen Patienten

1 Begriffsdefinition «Heiler»
Obwohl nur der Mensch sich selbst heilen kann, wird der Begriff «Heiler» in diesem Buch generell für Ärzte, Therapeuten bzw. für sämtliche im Gesundheitswesen Tätige verwendet. In dem Sinne, als diese Berufsangehörigen eigentliche Mittler sind, Kanal zwischen den verschiedenen Dimensionen des Seins des Patienten. Sie fungieren gewissermaßen als Coach der Hilfesuchenden, auf deren Weg zur Wiedererlangung der inneren und äußeren Harmonie.

anrichten kann, sich hin zu einer «Ordnung» orientiert, die den Menschen wirklich hilft.

Das Wissen um eine ganzheitliche Medizin, die den Menschen wirklich dient, existiert ja bereits. Und es ist so, dass – bei aller berechtigten Kritik – auch in der westlichen Medizin Wissen und Praktiken existieren, die absolut eine Hilfe dem Menschen sind (darauf baut ja der immer noch existierende Mythos der sogenannten «Halbgötter in Weiß» überhaupt auf). Auf der Basis dieses Volksglaubens besteht allerdings die Gefahr, dass diese «Halbgötter» zum Beispiel unnötige Operationen ausführen, mit Impfungen mehr krank- als gesundmachen oder dass durch vermeidbare Infektionen in «Kranken»häusern ihre Schutzbefohlen zu Schaden kommen.

Eine moderne, ganzheitlich Medizin wird sich wahrscheinlich das Beste aus beiden Welten – Ost wie West – zu Nutze machen müssen. Und dabei die Perspektive wieder allein auf den individuellen Menschen richten, anstatt eine medizinische Heils-Regel zu definieren, der sich dann alle «Kranken» unterzuordnen haben. Eine wirklich effektive Heilmethode wird sich – in diesem Kontext – an dem jeweiligen einzelnen Menschen ausrichten müssen, dem sie helfen will; wird sich, wenn man der beschriebenen Logik des Menschseins und des Seins an sich folgt, vor allem auch dem Bewusstsein des Patienten als eigentlich treibende Kraft der Heilung öffnen müssen. Denn: Erst in der Beobachtung der Realität (durch das Individuum des Beobachters) entsteht die Realität / die Wirklichkeit, in der allein eine echte, nachhaltige Heilung und Gesundung des Menschen stattfinden kann.

Eine «verordnete» und passive Gesundung kann es nicht geben – wenn der Patient nicht selbst an seiner Heilung mitarbeitet. Heilung wird es immer nur aus dem Patienten selbst heraus geben. Es gibt keine vom Menschsein losgelöst wirkende Mechanik, die Heilung unabhängig vom Willen des Patienten realisiert – ob der Patient nun selber will oder nicht. Anders als ein Auto, das man auch «gegen seinen Willen» reparieren kann, weil es ein materielles Objekt ist, das keine wirkliche Lebens-Energie in sich trägt (nur Elektronenwechselketten), beinhaltet das «System Mensch» das Bewusstsein, die sein Sein und damit auch seine Gesundheit des irdischen Leibes beeinflussen.

Auch die Schulmedizin ist regelmäßig «auf der richtigen Spur» zu einer solchen hochwirksamen, an einem ganzheitlichen Menschenbild orientierten Heilmethode, wenn sie vom für sie erstaunlichen Placebo-Effekt spricht.

Auch ohne die viel gepriesene Wirksamkeit von Arzneien und mechanischen Heilanwendungen können Patienten Heilung oder zumindest Besserung ihrer Symptome erleben, wenn sie über die tatsächliche Therapie getäuscht werden und nur «glauben», adäquat behandelt worden zu sein.

Für die fernöstliche Medizin sind solche Befunde keine Überraschung; und eigentlich auch keine Täuschung der Patienten. Vielmehr ist es der Nachweis dafür, dass es auf das «Geheiltwerdenwollen» des Patienten ankommt; auf seine feste Überzeugung: ‹Mir wird Hilfe zuteil›. Die Schulmedizin endet in solchen Fällen fast unbeabsichtigt oder gar aus Versehen das fernöstliche Heilwissen einer ganzheitlichen Energie- und Informationsmedizin an. Und wundert sich anschließend immer wieder über die erstaunlichen Ergebnisse dieser «Ausrutscher». Denn ein rein mechanistisches Welt- und Menschenbild mag nicht erklären, wie eine Heilwirkung entstehen kann, wenn an der Therapie eigentlich nichts weiter beteiligt war als der Wille – das Bewusstsein – des Patienten. Allenfalls noch das Bewusstsein der Heilerperson, wenn die ihre Berufung als «Gesundmacher» des Menschen wirklich ernst meint und so ganz automatisch ihren Teil zum energetischen Therapieerfolg beiträgt.

1.14. SICH «ELEKTRISCH» WOHL FÜHLEN

Gesundheit in einem solchen Kontext kann also als das Erreichen der vollkommenen energetischen Harmonie im Menschen ausgedrückt werden. Der Mensch ist sich seines Seins und seiner ihn durchströmenden Energien bewusst. Er weiß um seine Anbindung dieser Energien an das kosmische, globale Informationsfeld – und darüber hinaus an alle «darüber» angeordneten Informations-Dimensionen, an das allumfassende Bewusstsein allen Seins. Und er findet in diesen, ihn in jedem Augenblick des Lebens tief durchdringenden Dimensionen der Zeit, der Energie und der Information seine ganz eigene absolute Harmonie.

In den fernöstlichen Bewusstseinslehren etwa des Hinduismus, des Buddhismus und des Taoismus spricht man, wenn ein Mensch diese Klarheit der Erkenntnis über sein Sein und sein Bewusstsein erlangt hat, von der Erleuchtung. Alle sieben Hauptchakren des menschlichen Leibes einschließlich des obersten Kronenchakras seien dann vollständig «geöffnet» und die Lebensenergie (das Prana) könne völlig ohne Blockaden und Störungen den Körper durchfließen.

Könnte sich die westliche Wissenschaft mit ihrem im Gegensatz zu den fernöstlichen Terminologien so nüchternen und rationalen Sprachgebrauch solchen Ideen ganz zwanglos öffnen, würde sie vielleicht von elektronen-basierter Energieübertragung im Körper mit Hilfe von ATP (Adenosintriphosphat; der universelle Energieträge in lebenden Organismen) reden. Beides – die fernöstliche wie die westliche Definition – würde aber die Basis dessen beschreiben, was organisches Leben erst lebendig macht: (natur-elektrische) Energie, die in ihrem Fluss reibungslos «funktionieren» kann. Oder die gestört ist durch die unterschiedlichsten organischen oder geistig / seelischen / psychischen Einflüsse.

Jeder Gedanke, den ein irdischer Leib denkt, ist ja auch ein elektrischer Impuls – der eine positive Wirkung auf das ganze elektrische System haben kann; oder eben genau das Gegenteil. Jedes Gefühl ist erst einmal ein «elektrisches» Gefühl, eine Energie, die immer auch das gesamte elektrische System mit allen seinen elektrischen Leitern, Energien, Feldern, Potentialen und «Informationen» beeinflusst – und im schlimmsten Fall beeinträchtigt.

Es geht nicht anders, als in einer vorhandenen oder auch diagnostizierten Krankheit immer die körperliche und seelische Gesamtheit des Menschen (seinen gesamten, über alle zwölf Dimensionen reichenden Energie- und Informationskörper) zu betrachten und in eine Therapie mit einzubeziehen. Jede Krankheit wird durch eine Störung dieses Energie- und Informationskörpers ausgelöst; manifestiert sich in einer «Disharmonie» des Energieflusses und dessen zugrundeliegender Informations-Matrix.

Wir sprachen davon, dass das Leben auf diesem schmalen Grat zwischen Chaos und Ordnung seinen Weg findet. Und entlang dieses Weges zwischen diesen Extremen gleichsam hin und her oszilliert; egal ob damit nun der Takt des Herzschlages gemeint ist – oder das im Körper allgegenwärtige, dynamische Gleichgewicht zwischen Krankheitserregern und Immun-System. Oder, um ein weiteres Beispiel zu nennen, der permanente Angriff von freien Radikalen auf die DNS von Körperzellen, was schlimmsten Falls einen Krebs auslösen kann, obwohl in der Regel durch den «programmierten Zelltod» der Körper das selbst in den Griff bekommt.

All das sind hoch-dynamische Prozesse, die bei allem Oszillieren zwischen Chaos und Ordnung vom «gesunden» Körper stets in einer «gesunden Balance» gehalten werden können – in einer gesunden Harmonie, eben auf dem schmalen Grat, der unsere Gesundheit beschreibt und uns seelisch und körperlich mit uns im Reinen lässt. Jeder «krankhafte» Ausschlag eines dieser vielen dynamischen (natur-elektrischen Energie-) Systeme, der nicht durch energetisch notwendige Gegenreaktion aufgefangen werden kann, führt zu einer «Verletzung» der energetischen Harmonie. Wir werden richtig krank. Ein Organ, ein Gewebe, ein «Leiter» versinkt (mit seinem eigenen Energie-Umsatz auf zellularer Ebene) im Chaos oder gerät in Starre. Die Mitte wird beschrieben vom Goldenen Schnitt (siehe «Energie und Kosmos» von Dr. M. Doepp).

Jede Arznei, die jetzt ein Arzt dem Patient verabreicht, jede Therapie, die begonnen wird, setzt **immer** darauf an, das krankheitsauslösende Moment durch einen (chemischen, mechanischen oder eben elektrischen) Energie-Eintrag in das kranke Organ die verlorengegangene energetische Harmonie des betroffenen Bereichs des Körpers wieder herzustellen. Auch die westliche Pharmakologie ist, auf molekularer Ebene, immer eine Wirkmethode, die grundsätzlich auf Elektronenübertrag basiert, jedoch meist nur an einer einzigen Stelle des kranken Organismus eingreift. Das gesamte energetische System, in das jedes Organ schließlich eingebunden ist, wird jedoch meist nicht in eine solche Therapie mit einbezogen.

Schlimmer noch: Selbst die Schulmedizin geht davon aus, dass jede ihrer (pharmakologischen) Therapien immer auch eine nicht gewollte, für den Körper grundsätzlich schädliche Nebenwirkung erzielen **muss**. Gäbe es diese nicht, würde nach dieser seltsamen Logik die eigentliche Wirkung der verabreichten Arznei in Frage gestellt. Keine Wirkung ohne Nebenwirkung, so die unverständliche Systematik der westlichen Pharmakologie. Die letztlich so aber nur bestätigt, dass die Hoch-Präzisions-Therapien des westlichen Heilwesens, die immer nur einen einzelnen Aspekt einer Erkrankung in den Mittelpunkt ihrer Heil-Konzeption stellen, eine ganzheitliche Heilung des Patienten gar nicht anstreben – aber eben doch an «mehr» als nur der kranken Stelle «wirken».

Will man einen einzelnen, aus dem «Takt» geworfenen Bereich des menschlichen Körpers wieder zurück in seine Harmonie führen, ***ist immer das (energetische) Gesamt-System des Patienten zu betrachten*** mit umfassenden Therapien «anzusteuern». Bestes Einfallstor dafür ist die natur-elektrische Energie-Matrix dieses Menschen. In diesem so vieldimensionalen, dynamischen Raum-, Zeit-, Energie- und Informations-Feld findet man die verschiedenen Ansatzpunkte, an denen man die Aspekte aller dynamischen Prozesse im Körper (und im Bewusstsein) gezielt ansprechen und in die gewünschte Richtung beeinflussen kann.

Doch genau da liegt auch die Krux von allem, was das Leben zu schwierig macht (aber am Ende auch so einfach, Sie werden sehen!): Wie stelle ich absolute Harmonie her in meinem Körper und meinem Geist? Wie bekomme ich mein Bewusstsein in diesen so wunderbaren Gleichklang mit Allem, der mich gesund werden und vor allem gesund sein lässt?

Die Antwort auf diese Fragen findet nur, wer den Sinn des Lebens gefunden und verstanden hat. Denn Gesundheit ist letztlich immer eine «Sinn»-Frage. Harmonie findet nur jener Mensch, der das Ziel und den Sinn des Lebens für sich erkannt hat.

1.15. DIE SUCHE NACH DEM SINN DES LEBENS

Ist es vermessenen, in einem Buch wie diesem hier eine Antwort auf die Frage aller Fragen – die Frage nach dem Sinn des Lebens – anbieten zu wollen? Generationen von Theologen, Philosophen, Dichtern und Naturwissenschaftlern haben sich an dieser Frage schließlich schon – mehr oder weniger erfolglos – abgearbeitet. Und nun wagen wir es als Autoren dieses Buches trotzdem, die Frage nach dem Sinn des Lebens zu beantworten..!?

Aus dem Inhalt der vorangegangenen Kapiteln dieses Buches, entwickelt sich vielleicht auch schon eine ungefähre Ahnung davon, was wir glauben, als Sinn des eigenen Daseins anbieten zu dürfen. Haben wir nicht beschrieben, dass alles Sein vom Chaos zur Ordnung fließt? Von der absoluten Disharmonie zur absoluten Harmonie? Egal, ob es jetzt den einzelnen Menschen betrifft – oder das gesamte Sein an sich?

Alles Leben scheint, wenn man das heutige Wissen über das Sein und den Kosmos, in dem wir sind, betrachtet, einen aufsteigenden Pfad zu beschreiten. Alles das, was wir heute gerne als Evolution beschreiben, offenbart den Blick auf eine permanente Qualitätssteigerung des Lebens. Ebenso zeitigt eigentlich jedes einzelne Leben (des Menschen) – vor allem in Bezug auf das (gesunde) Bewusstsein des Menschen – einen Pfad hin zu mehr «Qualität» (des Bewusstseins). Zugegeben – nicht immer; und nicht immer in dieser Deutlichkeit der letzten Konsequenz. Aber immer dann, wenn der jeweilige Geist / das jeweilige Bewusstsein diesen Weg der inneren und äußeren Harmonie gefunden zu haben scheint.

Jeder von uns spürt, wenn eine große Seele am Ende ihres Lebens mit sich und Allem ins Reine gekommen ist und voller Frieden von dieser Welt in eine andere Welt (des Energie- und Informations-Kosmos) übertritt. Die Lebens-Energie fließt zu Lebzeiten ungehindert und ohne irgendwelche Blockaden durch diesen Menschen hindurch – und letztlich aus diesem in gleicher Harmonie heraus. Wir spüren, wir fühlen mit unserem eigenen Bewusstsein, dass es das ist, worum es auch in unser aller Leben wahrscheinlich gehen müsste: Dieses Erreichen der absoluten Harmonie, die uns ohne Reue – und Angst! – von dieser Welt gehen lässt.

Das Universum scheint zu dieser absoluten Harmonie (der Ordnung) zu streben. Und wie das Universum dieser absoluten Harmonie zustrebt, so gilt Entsprechendes auch für jeden einzelnen Menschen. Totale energetische Harmonie mit sich und Allem ist das Ziel des Lebens.

Der wesentliche Indikator, mit dem wir feststellen können, ob und wie wir diese ganz individuelle, wunderschöne Harmonie von Geist und Körper und allumfassendem Bewusstsein herstellen können und auf welchem Teil des Weges wir uns gerade befinden, ist die Gesundheit unseres irdischen Leibes, dieser drei- bis vierdimensionalen materiellen Hülle. Geht es unserem Körper gut – weil er seine Lebens-Energie ungehindert und frei von allen Blockaden fließen lassen kann – sind wir auf dem richtigen Pfad, «Erleuchtung» zu finden. Was letztlich nichts anderes meint, als ganz individuell eine absolute Antwort auf die ganz eigene Sinnfrage des eigenen Lebens gefunden zu haben.

Leider ist es so: Den Sinn des Lebens kann man letztlich nicht als einen Lehrsatz studieren oder erlernen. Man muss es wirklich aus dem innersten (und äußersten) Bewusstsein heraus «erfühlen», was voraussetzt, dass man sich seines eigenen Bewusstseins und dessen Anbindung an Allem in einer absoluten Weise auch wirklich «bewusst» ist. Auch dies kann nur ein dynamischer Prozess sein, dem sich jeder in seinem Leben stellen muss – der das eigentlich geistige und seelische Leben an sich erst ist. Auch jede Form von Erkenntnis oszilliert zwischen den Extremen Chaos und Ordnung, und hangelt sich im besten Fall entlang der Zeit vom Zustand des Chaos – vielleicht in einer stürmischen Jugend – bis zum Zustand der vollständigen Ordnung oder besser Harmonie am Ende eines bewegten und hoffentlich erfüllten Lebens.

Wenn man mit Menschen über solche Ideen und Antworten auf die wirklich großen Fragen des Lebens diskutiert, erfolgt an dieser Stelle sehr oft der Einwurf: ‹Aber was ist mit jenen Menschen, mit jenen Schicksalen, die vom Leben niemals die Chance bekommen haben, diesen Weg vom Chaos zur Ordnung bis zum Ende zu gehen? Die viel zu früh und vielleicht sogar gewaltsam aus diesem diesseitigem Leben gerissen wurden? Warum erhielten diese Seelen nicht wenigsten die Chance, ihren Pfad zur eigenen Harmonie zu finden und zu beschreiten – wenn doch dies der Sinn des Lebens sein soll?›

Fernöstliche Philosophien bieten hier bekanntlich das Modell der Wiedergeburt und die Idee des Karma an, um die Zurückgebliebenen über die Fragilität des irdischen Lebens mit seinen zum Teil aus materieller Sicht sehr grausamen Schicksalen hinwegzutrösten. Versucht man eine Erklärung oder Deutung solcher «Schicksalsschläge» allein aus energetisch-informeller Sicht, macht sich hier allerdings ein wesentlich größerer Horizont auf: Es gibt danach keine Einzelschicksale, die losgelöst von Allem passieren. Alles hängt – innerhalb der zwölf Energie- und Informations-Dimensionen – zusammen; bedingt einander; wirkt miteinander; ist miteinander untrennbar verschränkt. Ein vermeintliches, aus irdisch-materieller Sicht negativ verlaufendes Einzelschicksal ist immer nur im Kontext aller Schicksale – also des gesamten Bewusstseins allen Seins – zu begreifen. Der Pfad des Seins ist, solange er noch Pfad ist und zwischen den Extremen oszilliert, immer ein gemeinsamer Pfad Aller – der, da wir uns noch auf dem Weg zur absoluten Harmonie befinden, auch verkürzte (irdische) Leben und Bewusstseins-Zustände beinhalten muss.

Tragische Einzel- oder Massenschicksale anzunehmen, ist sicher die größte Herausforderung, der wir uns in dieser Welt zu stellen haben. Aber auch das Verstehen und Akzeptieren der Extreme, ist Teil der individuellen Suche nach dem Sinn des Lebens, nach dem Weg zur eigenen absoluten Harmonie. Und die allerwichtigste Erkenntnis, die es hierbei wohl zu erringen gilt, ist die Auseinandersetzung mit dem Tod. Das Begreifen, Erkennen und Annehmen unsrer Sterblichkeit. Denn, wer lange genug darüber nachdenkt, wird zu der Erkenntnis gelangen: Der Ursprung aller Disharmonie des Bewusstseins, der Seele und des irdischen Leibes ist Angst; und der Ursprung aller Angst ist diejenige vor dem Tod. Wobei Angst wiederum die verheerendste aller negativen Energien ist, die in unserem Körper wirken.

Eine Harmonisierung des energetischen Körpers muss also immer mit der Auseinandersetzung und der Überwindung der Angst (vor dem Tod) beginnen. Ohne den Sieg über diese Angst kann es keine Heilung und Gesundheit geben und sich der Sinn des eigenen Lebens nicht erfüllen. Denn den Tod letztlich akzeptieren – das müssen wir alle.

1.16. STERBLICHKEIT BEGREIFEN – UND ANNEHMEN

Eigentlich könnte es so einfach sein: Wir alle wissen von Kindesbeinen an, dass das irdische Leben für jedes einzelne Individuum endlich ist. Alles, was geboren wird, wird irgendwann unweigerlich – früher oder später – sterben müssen. Es gibt da kein Entrinnen, kein Ausweichen. Die Endlichkeit des irdischen Lebens ist unabänderlich vorbestimmt. Und trotzdem lehnt sich gewöhnlich das ganze eigene Wesen gegen den Gedanken dieser Endlichkeit auf, sträubt sich mit aller Kraft gegen das Akzeptieren der unausweichlichen Realität.

Aber warum kann der Mensch nicht einfach sagen: ‹Ja, okay, alle anderen sterben irgendwann, also ich auch?› Weshalb ist die Akzeptanz des eigenen Todes offensichtlich nicht natürlich in uns veranlagt?

Wer schon einmal in einem Kinderhospiz war und verfolgen konnte, wie die Jüngsten von uns Menschen mit ihrer sehr unmittelbar erlebten Sterblichkeit umgehen – nämlich in einer überwiegend heiter und ungezwungenen Art und Weise – wird feststellen: Die Angst vor dem Tod ist eine durch «Kulturleistung» uns künstlich eingeimpfte Angst vor dem Leben, die Kinder offensichtlich meist noch gar nicht kennen, weil sie viel zu wenig Zeit hatten, diese Angst zu erlernen.

Tatsächlich können Kinderhospize die heitersten Orte der Welt sein, was jeden verwundern mag, der das noch nicht erlebt hat. Doch – diese Angst vor dem Tod ist nicht die Angst der Kinder. Sie haben noch ein herrlich unverkrampftes Verhältnis zu ihrer eigenen Sterblichkeit. Und genießen ganz offen ihr Leben und den bevorstehenden Eintritt in das große Abenteuer des Sterbens.

«Das Abenteuer des Sterbens»...!? – Wie fremd mag (uns) Erwachsenen dieser Gedanke nur sein?

Wer einen Weg zu seiner ganz eigenen Aussöhnung mit dem zwangsläufigen Tod seiner eigenen individuellen menschlichen Existenz suchen will, kommt nicht an dieser Rückbesinnung auf allein kindliches, vorbehaltloses Denken und Fühlen vorbei. Vor allem, wenn er (oder sie) in einer sogenannten christlich-abendländischen Kultur groß und erwachsen geworden ist, die jedem seiner Angehörigen die so sinnlose Angst vor dem Jenseits einimpft. Einem Jenseits, das sich in Himmel und Hölle aufteilen soll, und in dem man schon allein aufgrund der Erbsünde zwangsläufig immer mit einem Bein in der Hölle steht. Was nur Kraft göttlicher Gnade überwunden werden kann, die wiederum nur auf Basis irdischen Gehorsams gegenüber einer überlegenen Obrigkeits-Elite zu erwerben ist.

Kulturgeschichtlicher Ursprung aller Angst vor dem Tod ist tatsächlich ausschließlich diese Angst vor angedrohten Höllenqualen – dem man aufgrund der (angeblichen) Erbsünde des Menschen niemals wird automatisch ausweichen können, sondern sich nur durch von der klerikalen und weltlichen Obrigkeit gefordertem Gehorsam und notwendiger Demut wird erarbeiten können. Weil man nur dann einer wie auch immer gearteten göttlichen Gnade teilhaftig werden würde.

Der Kern dieses System bleibt aber: Angst! Und das Motiv dafür, diese Angst in die Welt zu tragen, war immer: Manifestation von diesseitiger Herrschaft über die Ängstlichen. Wobei dies kein Plädoyer «gegen» irgendwelche Religionen an sich sein soll, ganz gleich ob jetzt westlich, nah-östlich oder fern-östlich; sondern diese fundamentale Kritik richtet sich allein gegen die in Kirchen jeder Art verinstitutionalisierten Religionen dieser Welt, die die Angst des Menschen vor einem schlimmen, strafenden Tod zum alles begründenden Ordnungsprinzip in der Welt gemacht haben.

Wobei man dieses beliebte Angst-Prinzip der «Mächtigen» dieser Welt auch gerne noch allgemeiner fassen darf. Auch innerhalb von Nationen, Staaten und Volksgruppen war und ist es ein beliebtes Mittel, mit der Warnung vor dem «bösen Nachbarn», der einem angeblich nur nach dem Leben trachtet, die eigene Gruppe / die eigenen Untertanen zu kontrollieren, ggf. aufzuhetzen und in einer selbst gewünschten Richtung zu manipulieren und zu lenken.

Und wer als Patient von seinem Arzt einmal das Totschlag-Argument gehört hat, ‹Wollen Sie etwa sterben?›, mit der die Zustimmung des Patienten zu einer risikoreichen oder sogar gefährlichen Behandlung erzwungen werden sollte, ahnt, wie auch in der Medizin ganz gerne die Angst des Menschen vor dem Tod instrumentalisiert und eigentlich entgegen seines wirklichen Wohls eingesetzt werden soll. – «Wieso sollte ich nicht sterben wollen? Das ist doch das eigentliche Ziel jedes irdischen Lebens...!?» – Warum kommt uns in einer solchen existentiellen Situation des Lebens eine solche Antwort nur so selten über die Lippen?

Wir können uns dem Tod letztlich niemals widersetzen. Was wir aber sehr gut können, ist dem Leben, das wir haben – und das uns vielleicht wegen einer schweren Krankheit oder Verletzung nur noch bleibt – ein Maximum an Lebensqualität abzugewinnen. Wobei Lebensqualität im Sinne der beschriebenen Ideen und Überlegungen in diesem Buch das Leben in einer energetischen (und informierten) inneren und äußeren Harmonie sein würde; denken Sie nur an die Fröhlichkeit der erwähnten Kinder im Hospiz im Angesicht des für sie unausweichlichen Todes. Ein besseres Vorbild für das eigene Leben und den Umgang mit dem eigenen Tod gibt es wirklich nicht.

Aber verzweifeln sie nun nicht gleich, wenn Ihnen nach dem Lesen dieser letzten Zeilen nicht gleich die Angst vor dem Tod einfach so von den Schultern fällt. Haben Sie keine Angst vor der Angst. Das Überwinden der Todesangst ist ab diesem Moment für Sie ein Weg – ein Pfad, auf dem Sie gerade erst begonnen haben, einem neuen Ziel entgegen zu schreiten. Wie gesagt, die Angstlosigkeit will errungen sein, weil die Angst gewöhnlich jede Faser unseres Körpers, jede Synapse, jede Zelle (energetisch) durchdringt.

Manchmal dauert so ein Weg in die Angstlosigkeit ein ganzes langes Leben mit all seinen Höhen und Tiefen. Aber je eher wir uns auf diesen Weg machen, desto größer auch die Chance, dass wir durch die Überwindung der Angst unsere Lebensqualität – und damit auch die Lebensqualität der Menschen um uns herum – spürbar steigern. Glück, Frieden und Fröhlichkeit – eben absolute Harmonie bereits im Diesseits, also der «Himmel auf Erden» – können sich letztlich nur dann in unserem Leben einstellen, wenn wir wirklich angst- und damit sorgenfrei unseren Weg gehen.

Und all jene, die dieses kleine Wunder der Angstfreiheit vor dem Tod für sich bereits realisieren konnten, werden Ihnen bestätigen, dass es letztlich ein ganz einfacher Schritt ist, sein Bewusstsein die Endlichkeit des irdischen Leibes akzeptieren zu lassen. Es ist eigentlich derselbe Schritt, den unser Bewusstsein leisten muss, wenn auch alles andere, was in unserem Leben unausweichlich scheint, als solches angenommen und akzeptiert werden muss. Der Zahn, der uns gezogen werden musste; der Arm- oder Beinbruch beim Sport; der Autounfall; der Tod eines anderen lieben Menschen. Wenn es passiert ist, erleben wir Schmerz – aber es ist keine sinnvolle Alternative zum Annehmen und Aushalten dieses Schmerzes vorhanden.

Ähnlich ist es mit dem eigenen Tod. Es gibt einfach keine Alternative, so sehr der Mensch in seiner Angst danach vielleicht auch streben und forschen mag, es bleibt nur das Annehmen und Akzeptieren. Frieden zu machen mit dem ganz gewiss eintretenden Tod. Und in dem Maße, wie wir mit Hilfe unseres Bewusstseins diesen (energetischen) Frieden in uns schon zu Lebzeiten finden, wird unsere erreichte und erlebte Lebensqualität ins Unermessliche steigen. Werden wir die absolute kosmische Harmonie in uns finden.

1.17. MODERNE DIAGNOSTIK UND THERAPIE

Jedem dürfte aber klar sein, dass es für uns Menschen noch ein sehr weiter Weg sein wird, bis sich dieser beschriebene Zustand für uns alle im Sein manifestieren dürfte – mit einem Leben für alle jenseits der Angst; mit einem Erreichen der allumfassenden inneren und äußeren Harmonie; mit einem individuellem und globalen Bewusstsein, das alle Begrenztheiten sprengt und in jedem Augenblick des Seins aus seinem ganzen Potential schöpfen und mit diesem wirken kann. Über alle Zeiten und alle Dimensionen hinweg.

Bis dahin – bis wir diesen Ideal-Fall des Seins alle erreicht haben werden, werden viele von uns aber mit dem Sein in einem Ungleichgewicht leben müssen. Werden Angst und Furcht ihre schädlichen Wirkungen entfalten. Werden Krankheit und Schmerz die Menschen in ihren Freiheiten beschränken. Wird das Erreichen einer höheren Stufe der Lebensqualität erst einmal «nur» ein Ziel sein, das es zu erreichen gilt – allenfalls unter Zuhilfenahme von medizinischen diagnostischen und therapeutischen Werkzeugen jeglicher Art, die sich in der praktischen Anwendung bewährt haben oder begründet ihre Bewährung vermuten lassen.

Eine moderne Diagnostik und Therapie im Sinne der in diesem Buch beschrieben Sachverhalte und Theorien muss sich dabei immer daran messen lassen, inwieweit sie ihren Blick weit macht für die Gesamtheit des Menschen. Inwieweit sie nicht nur den materiellen Leib mit seinen verschiedenen Wirkmechanismen anspricht, sondern auch seine ihn erst zum Leben erweckenden Energien-Ströme und die damit verbundenen «Informationen» im Sinne einer kosmischen Wirk-Matrix aller Energien. Nur ein ganzheitlicher Blick auf den Menschen kann ihn auch im Ganzen heilen.

Hinzukommt, dass ein modernes Heilwesen sich unbedingt der notwendigen «Unterstützung» des Heilenden durch dessen positiv ausgerichtetes Bewusstseins versichern muss. Es gibt keine Heilung gegen den Willen, gegen das Bewusstsein des Kranken. Und es gilt auch: Ein Heiler muss sich aus der eigentlichen Diagnostik und Therapie soweit wie möglich herausnehmen. Die Heilung kann sich nur in einem Menschen manifestieren, wenn diese Prozesse ungestört in ihm ablaufen können.

Eine schwierige Vorstellung, zugegeben. Aber alles andere würde keinen Sinn machen, wenn Heilung nur aus einem selbst heraus funktionieren kann. Und die Logik, dass Heilung nur auf diesem Wege sich in der Wirklichkeit manifestiert, erschließt sich zwangsläufig aus dem beschriebenen Realitätsmodell der Heimschen Allgemeinen Feldtheorie mit ihren zwölf ineinander verschränkten Dimensionen, in denen jeder von uns als Mensch und Bewusstsein agiert und definiert ist.

Ein Heiler und Arzt kann nach dieser Logik immer nur ein Mittler sein, der dem Individuum des Patienten den Zugang zu den verschiedenen Ebenen seines Seins weist; der vielleicht einen (direkten) Kanal öffnet zwischen den verschiedenen Dimensionen des Seins, vielleicht vom Energie- zum Informationsfeld, wenn mögliche Störungen genau hier einen «Fehler im System» des Menschen verursacht haben. Der Arzt als Coach des Pfades zum Erlangen innerer und äußerer Harmonie, die letztlich maximale Lebensqualität – auch durch Überwindung von Angst vor Schmerz und Tod – ermöglichen wird.

Ein solcher Weg zur Gesundheit wird aufgrund der enormen Komplexität des «Systems Mensch» bzw. des «Systems Leben» immer nur ein sehr individueller und einzigartiger Weg sein, den es für den Patienten zu entwickeln und entdecken gilt. Keine Schubladen-Medizin, die irgendwelche eindimensionale Symptome auf Knopfdruck einer bestimmten Krankheit zugeordnet, für die auf Mausklick die zugeordnete Therapie ausgespuckt wird. So mag man Symptome unterdrücken und beseitigen, aber meist nur um den Preis neuer Beschwerden und Schädigungen des Organismus. Das kann es nicht sein!

Die Relevanz einer Diagnose- und Behandlungsmethode muss sich allein daran messen lassen, ob es dem Menschen anschließend (substanziell) besser geht. Ob die Therapie seine unmittelbar erlebbare Lebensqualität steigern konnte. Und ob es ihr tatsächlich gelungen ist, die Heilung der Beschwerden **nicht** um den Preis wie auch immer gearteter Nebenwirkungen zu erreichen.

Ein modernes Heilwesen hat eine «Gesundheits»-Medizin» zu sein, und muss aufhören, «Krankheiten» zu pflegen. Nicht das Beseitigen von Krankheiten wäre das Ziel, sondern das Herstellen von Gesundheit. Oder anders ausgedrückt: Wenn der Heiler in Bezug auf seinen Patienten «Gesundheit» denkt, zu der er ihm verhelfen möchte, und nicht mehr nur «Krankheit», deren Symptome es lediglich zu beseitigen gilt, wäre der allererste Schritt getan zu einer

Harmonisierung der Wünsche und Ziele zwischen Patient und Heiler. Dann «schwingen» beide in einer Harmonie ihrer gemeinsamen Ziele ein.

Ist das zu banal? – Mitnichten. Unsere Sprache, unsere Wörter sind stets Ausdruck eines ganzen Bedeutungshorizontes. Und sie sind vor allem Träger von «Information». Ein Wort – gedacht oder gesprochen – ist mit Information aufgeladene Wirk-Energie, ganz so wie Burkhard Heim es in seiner Feldtheorie definiert hat, die nicht verloren geht – sich allenfalls wandelt.

Und bereits da – durch in Worte geformte Gedanken – beginnt daher tatsächlich der Wandel, den es im modernen Heilwesen zu vollziehen gilt. Nur wer hier – als Heiler «reinen Herzens» ist und die Klarheit seiner Gedanken in der Authentizität und Wahrhaftigkeit seines Lebens wirklich umsetzen kann, wird auf Dauer echte Heilungserfolge erreichen können.

Heilung, die jemand seinen Patienten geben will, beginnt eben auch im Kopf und im Herzen des Heilers selbst. Wer hier sich und seinen Patienten etwas vormacht, sich nicht ganz auf die Heilungswünsche seiner Patienten einlässt, nicht emotional auf den Patienten einstimmt, wird diesem keine echte Hilfe sein.

Doch bevor ein neues, modernes Diagnose- und Heilwesen für die Menschen wirklich greifen kann, ist es notwendig, sich noch einmal in allen Details zu vergegenwärtigen, was denn nun eigentlich Krankheit im Kontext des beschriebenen Menschenbildes tatsächlich ist und ausmacht. Und welche Einflussfaktoren heute die Menschen vor allem in ihrer Gesundheit angreifbar und verletzlich machen.

2. KRANKHEIT

Wenn man das Menschsein als lebendige Einheit von Materie (Körper), Energie (Natur-Elektrizität in Form von Strömen und Feldern) und Information (Wissen / Bildung, aber auch das universelle «Wissen» oder «Gedächtnis» des Kosmos) interpretiert, dann manifestiert sich Krankheit in einer wie auch immer gearteten Störung der natürlichen «Harmonie» dieser drei Faktoren untereinander. Ausgelöst werden kann eine solche Disharmonie durch äußere Einflüsse (Elektrosmog, radioaktive Strahlung, aber auch Parasiten, problematische Zahnfüllungen, chemische Belastungen durch Ernährung). Häufig auch durch innere Faktoren – wie etwa psychische Traumata und / oder Frustrationen, die sich mit ihrer emotional negativen Energie im materiellen Körper des Menschen ablegen und hier für Störungen jeglicher Art sorgen können.

Zudem können wir an dieser Stelle von der Erfahrung berichten, dass sich die Symptome einer wie beschrieben ausgelösten «Störung» des menschlichen Körpers – also einer Krankheit – ergänzend auch noch verselbständigen können. D.h., selbst wenn die Ursache einer Störung beseitigt oder behoben wurde, können sich Krankheits-Symptome weiter zeigen, weil sich die Matrix der Krankheit im Materie-, Energie- und Informations-Raum losgelöst hat von ihren ursprünglichen Ursachen und für sich alleine «wirkt» und den Menschen beeinträchtigt.

Auch das macht deutlich, dass man Krankheit heute mehr als nur «Ursache» und «Wirkung» sehen muss. Krankheit kann auch ein verselbständigter energetisch-informeller Zustand sein, der ein Organ schädigt und den Menschen belastet. Bei Diagnostik und Therapie muss das ein Heiler immer unbedingt mit beachten, um am Ende wirklich einen echten Heilungserfolg realisieren zu können.

Des Weiteren kommt hinzu, dass der von allem Leben zu beschreitende Pfad in jeder Sekunde zwischen den Extremen Chaos und Ordnung oszilliert – und zwischen diesen Extremen seinem Ziel, der vollständigen Harmonie, zustrebt. Daraus folgt, dass alles, was auf diesem Weg mit einem passiert – etwa jede Störung der Gesundheit – im Grunde seinen «Zweck» auf dieser Reise erfüllt. Gemessen an den Erlebnissen in unserem Leben ist die Manifestation einer Krankheit daher stets auch die «sinnvollste» Alternative, die das Leben bis hier hin auf der eigenen gelebten Zeitachse für einen zu bieten hat (dazu auch mehr im Kapitel 2.4.). Es gibt keine Krankheit ohne Sinn.

Das klingt erst einmal schrecklich zynisch und bedrohlich, ist aber in Wahrheit etwas sehr Tröstliches, das einem bereits einen ersten Schritt näher bringen kann zur Gesundung des eigenen Körpers und der Wiederherstellung der eigenen energetischen und informellen Harmonie. Denn wenn Krankheit – welche auch immer – «sinnvoll» ist für mich und meine seelische Entwicklung, ich also mein «Schicksal» im Sinne von «mein Lebensweg» annehmen kann, fange ich bereits an, mich mit den Wirkungen und Beeinträchtigungen meiner Krankheit auszusöhnen.

Und genau damit erfülle ich eine weitere Bedingung, die es zur Überwindung von Krankheit und zur Beseitigung aller mit ihr verbundenen Symptome zu erfüllen gilt: Ich versuche nicht mehr die Krankheit nur mit den «Waffen der Medizin» zu bekämpfen, sondern ich nehme die Krankheit mit allen ihren Auswirkungen als Teil meines Seins an; und mache mir die Energien und Informationen, die in dieser Krankheit stecken, für meinen weiteren Weg zunutze.

Jeder, der einem Menschen begegnet ist, der zum Beispiel einen Krebs überstanden und besiegt hat, wird bestätigen, dass dieser emotional und geistig an diesem Erlebnis «gewachsen» ist – wobei «Wachsen» in diesem Sinne bedeutet, einen höheren Grad der inneren Ruhe und Harmonie gefunden zu haben. Man kann nur überwinden, was man zuvor angenommen und gar bejaht hat.

2.1. DAS PHÄNOMEN «MENSCH» BEGREIFEN

Dieses Verändern der Perspektive – aus Krankheit wird eine Herausforderung und damit eine echte Chance zum Aufstieg in eine neue Bewusstseins-Ebene – wird bei jedem einzelnen zwangsläufig Einhergehen mit einem insgesamt veränderten Blick auf sich selbst und auf das Menschsein an sich. Der Mensch ist dann plötzlich nicht mehr nur Getriebener äußerer Einflüsse, die ihn beherrschen, ihn krank machen, ihn in seiner Freiheit (des Geistes, des Bewusstseins – und auch des Körpers) unmittelbar einschränken. Der Mensch steigt vielmehr auf zu einem Gestalter seines eigenen Lebens – und damit auch zu einem Architekten und «Bauherrn» seiner eigenen Gesundheit.

Halten wir uns noch einmal vor Augen: Der Mensch hier im Diesseits ist ein wunderbares Konstrukt aus greifbarer Materie (seinen Körper), aus ihn in allen seinen Körperzellen durchströmender Lebensenergie (Natur-Elektrizität) und der alles modellierenden Information. Keiner dieser Bereiche der (menschlichen und absoluten) Existenz ist getrennt von anderen, alles ist im Mensch sowie im Kosmos ineinander verschränkt, bedingt sich und ist nur gemeinsam ein «Ganzes».

Dabei strömt und wandelt sich die Energie (alle Energie) nach den Bedingungen der allgegenwärtigen Information (abgelegt in Naturgesetzmäßigkeiten, elektrischen Potentialen, energetischen Feldformen und -stärken usw.), ohne je weniger zu werden. Und so lange wir leben (im Diesseits mit unserem irdischen Leib), sind wir als körperlicher / materieller Mensch ein aktives «lebendiges» Medium für diesen Energie- und Informationsfluss. Das, was unser Leben erst eigentlich auszeichnet, ist sogar allein dieser Energiefluss. Unser Bewusstsein kann überhaupt nur sein, wenn diese Energie fließt und wirkt. Und ist – da ja alles miteinander verschränkt ist im Materie-, Zeit-, Energie- und Informationsraum – ein unveränderlicher Teil dieser Energie. Wir als Mensch sind ein Teil der reinen, ewigen und unsterblichen Energie.

Wobei dies keiner quantitativen Bewertung unterliegt; also es gilt nicht: Je mehr Energie wir in uns aufnehmen (in Form von natur-elektrischen Potentialen), desto «größer» unser Bewusstsein. Ein «Zuviel» an natur-elektrischer Energie ist für den Körper schädlich. Es kommt auf eine Balance der Lebens- und Bewusstseins-Energie an; auf eine perfekte Frequenz, in der unsere Seele, unser Bewusstsein und damit auch unser irdischer Leib «schwingen» soll.

Nicht Quantität ist das Ziel, sondern Qualität: Qualität des Lebens, Qualität der Energien; Qualität der Harmonien; Qualität der uns durchströmenden und uns taktgebenden Frequenzen.

Das Beschriebene hat erst einmal rein gar nichts mit einem «esoterischen» Welt- und Menschenbild zu tun. Es ist letztlich rein rational verstehbare Physik, auch Bio-Physik, die ein solches ganzheitliches energetisches Menschenbild zwingend vorgibt. Dem gegenüber bildet das, was in der westlichen Schulmedizin als zugrundeliegendes Menschenbild angeboten wird, nur einen Bruchteil des ganzheitlichen Menschen ab. Es interessieren nur sicht- und messbare Symptome, die man reparieren will, ohne sich für die Ursachen von Symptomen zu interessieren.

Und vor allem interessiert sich die Schulmedizin in den seltensten Fällen für das ganzheitliche Wohlbefinden des Menschen. Ein modernes Gesundheitswesen sollte gesund und glücklich machen. Sollte dazu beitragen, den Menschen, der als Patient um Hilfe bittet, in seiner persönlichen Entwicklung auf Basis der Krankheit einen Schritt weiterzubringen.

Wer als Heiler wirken möchte, müsste zuerst einmal selbst ein auf Respekt und Nächstenliebe aufbauendes Menschenbild leben. Natürlich auch mit sich selbst «im Reinen» sein. Wer nicht selbst glücklich ist, in sich selber ruht und von Liebe erfüllt wird, kann nicht heilen.

Ich kann meinem Gegenüber letztlich nur eine Hilfe sein, wenn ich ihn als Phänomen «Mensch» in allen seinen Facetten verstehe und begreife. Und ich kann nur helfen, seine Seele, sein Bewusstsein und damit auch seinen Körper wieder in ein gesundes Gleichgewicht zu überführen, wenn auch ich bereits in dieser Harmonie lebe. Harmonie kann letztlich nur von Harmonie kommen.

2.2. **KEINE ENTSPANNUNG MEHR MÖGLICH**

(ELEKTRO-SMOG, RADIOAKTIVITÄT, KEINE INDIVIDUELLE ZUFRIEDENHEIT)

Wir sind in unserer modernen, hoch technisierten Welt so unglaublich mannigfaltigen, von Außen auf uns wirkenden Einflussfaktoren ausgesetzt, dass in diesem Gewirr aus Elektrosmog, chemischen Umweltbelastungen, Lärm, schlechter Nahrung, Konsumdruck, Stress und Zeitdruck kaum noch individuelles Glück mehr möglich scheint.

Es wirkt so, als ob die technologischen und gesellschaftlichen Revolutionen, die einerseits mit einer wachsenden individuellen Freiheit in der äußeren materiellen Welt einhergingen, andererseits in der vielleicht notwendigen Gegenbewegung im Spiel der großen kosmischen Harmonien die innere Freiheit der Menschen mehr und mehr einschränken mussten. Viele Menschen sind heute Opfer der Umstände, in denen sie leben müssen. Finden keine Ruhe mehr innerhalb des Geflechtes aus familiären, beruflichen und gesellschaftlichen Verpflichtungen, denen sie glauben täglich, stündlich, gar in jedem Augenblick, folgen zu müssen. Muße gilt als Faulheit.

Es ist seltsam, dass Menschen oft davon berichten, dass mit dem Eintreten beruflicher Erfolge und dem Wachsen ihrer wirtschaftlichen Unabhängigkeit das eigene persönlich empfundene Glück auf der Strecke geblieben ist. Erfolg und Glück, bzw. innere Harmonie mit sich und Allem, scheinen sich nur bis zu einem gewissen Grad zu bedingen. Für echtes, tief empfundenes und eben auch gesundmachendes Glück bedarf es aber offensichtlich ganz anderer Dinge in unserem Leben.

Und doch wird es den meisten von uns unendlich schwer fallen, tatsächlich einmal den Schritt aus der Konformität des üblichen Alltags zu wagen. Oft sind die unserer Gesundheit abträglichen, fixen «Programmierungen» der Leistungsgesellschaft derart in unseren Synapsen eingebrannt, dass uns selbst einfachste Unternehmungen wie z.B. gelegentliches Erden durch Barfusslaufen für ein Erreichen einer neuen inneren Harmonie erst einmal völlig abwegig und vielleicht sogar peinlich oder kindisch erscheinen.

Man könnte dieses für uns Menschen eigentlich völlig unplausible Verhalten «emotionale Trägheit» nennen, die sogar erklärbar wird, wenn wir einmal genau anschauen, womit unser Organismus und unsere Seele jeden Tag so belastet werden. Und wie sich dies stets massiver auf unserer Gesamtkonstitution auswirkt.

Nehmen wir nur das Beispiel Elektrosmog in allen seinen Facetten, auf den wir Menschen mit unseren wie bereits beschrieben sehr sensitiven naturelektrischen (biologischen) Systemen sicher am ehesten und intensivsten reagieren. Für den frühen Menschen war (äußere) Elektrizität allenfalls bei einem Gewitter erlebbar und dann vielleicht auch in seinen elektrischen Auswirkungen erspürbar. Genau das ist aber auch das originäre elektrische Naturumfeld, für das unser Leib ursprünglich durch die Evolution entwickelt wurde.

Auf alles, was in unserer heutigen, hoch technisierten Welt nach und nach dazukam und noch kommen wird, muss der menschliche Körper erst noch lernen, sich einzustellen. Elektrische Felder, auf die er aufgrund seiner eigenen Eigenschaften als elektrischer Leiter immer in irgendeiner Form reagiert, sind heute überall – und damit sind wir permanent mittendrin in diesem elektrischen Chaos. Auch wenn ein einziges dieser elektrischen Felder für sich noch keine Bedrohung darzustellen braucht, addieren sich die überall auf uns einwirkenden elektrischen Potentiale kontinuierlich auf. Das ist leicht nachzuvollziehen, wenn man sich nur das nach wie vor gewaltige Wachstum des mobilen Telekommunikations-Marktes vor Augen hält.

Hinzu kommt die immer noch ungebremst fortschreitende Elektrifizierung des privaten und öffentlichen Raums mit automatisierten, oft auf Funk basierten Steuerungssystemen sämtlicher Bereiche der Haustechnik. Nicht zu vergessen der Ausbau und die Verfügbarkeit von Satelliten-Kommunikation etwa für die Navigation des Autos oder für wissenschaftliche Untersuchungen. Und dann natürlich die immer mehr präsente Überwachungstechnik in unseren urbanen Räumen, die Sicherheit schaffen soll, aber vor allem ihren Beitrag leistet zum auf uns einwirkenden Elektro-Smog.

Die Physik sagt uns, dass jedes elektromagnetische Feld, das von einer Antenne empfangen wird, auch zwangsläufig ein elektrisches Potential überträgt. Und der gesunde Menschenverstand ergänzt: Wenn es immer mehr elektromagnetische Felder gibt, mit der die vielen «Antennen» unseres Körpers interagieren können, muss auch der Energieeintrag in unsere Körper drastisch zunehmen. Und dieser desinformierend vermehrte Energieeintrag bedeutet

Stress und Disharmonie für den von Natur aus auf ein wesentlich niedrigeres Energie-Niveau eingestellten menschlichen Organismus.

Grundsätzlich begegnen wir elektromagnetischer Strahlung (= elektromagnetische Felder / Wellen) in unserer natürlichen und technischen Umwelt in verschiedenen Formen, zum Beispiel als Röntgenstrahlen, sichtbares Licht, als Strahlung von Mobilfunk- und Radiosendern, von Satelliten sowie als elektrische und magnetische Felder von Hochspannungsleitungen. Diese Felder lassen sich durch ihre Stärke (Amplitude), ihre Schwingung (Wellenlänge) sowie Schwingungszahl (Frequenz) beschreiben und unterscheiden.

Das Frequenzspektrum der elektromagnetischen Strahlung wird wiederum grob unterteilt in ionisierende und nichtionisierende Strahlung:

Ionisierend (radioaktiv) sind Alpha, Beta, Gamma- und Röntgenstrahlung. Diese Strahlung weist genügend Energie auf, um die Bausteine von Lebewesen (Atome, Moleküle) aktiv zu verändern, es werden also ggf. Elektronen aus der Atom- oder Molekülhülle durch die Strahleneinwirkung herausgeschlagen (Strahlenschäden).

Nichtionisierend sind UV- und Wärmestrahlung, Licht und eben der eigentliche sogenannte Elektrosmog. Der Energieinhalt der Strahlung (Felder, Wellen) reicht hier nach heutigem Stand der Forschung eigentlich nicht aus, um die Bausteine von Lebewesen (Atome, Moleküle) strukturell zu verändern.

Die technisch erzeugte nichtionisierende Strahlung (Elektrosmog) wird wiederum aufgeteilt in Hochfrequenz- (30 kHz bis 300 GHz) und Niederfrequenz-Strahlung (0 Hz bis 30 kHz), welche sich ebenfalls in ihren physikalischen Eigenschaften und damit auch in ihren Wirkungen auf Lebewesen unterscheiden:

Im ***Hochfrequenz-Bereich*** (Radar, Mikrowellen, Mobilfunk, Kurz-, Mittel- und Langwellen) sind das elektrische und magnetische Feld aneinander gekoppelt und können sich als Welle frei im Raum ausbreiten. Die primäre Wirkung auf den Menschen ist die Erwärmung des Körpergewebes (Thermoeffekt). Sekundär die athermische Desinformation.

Im ***Niederfrequenz-Bereich*** (Stromversorgung, Eisenbahn) sind das elektrische und magnetische Feld unabhängig voneinander. Die primäre Wirkung auf den Menschen sind elektrische Ströme, die im menschlichen Körper induziert werden.

Quellen von Elektrosmog können grundsätzlich alle Anlagen zur Stromversorgung, alle Elektrogeräte sowie eine Vielzahl von Sendeanlagen für verschiedene Funkanwendungen sein, die jeweils nichtionisierende Strahlung in individuellen Frequenzbereichen erzeugen. Das schweizerische Bundesamt für Umwelt (BAFU) listet folgende Emittenten signifikanter Expositionen von nichtionisierenden Strahlen auf:

Stromversorgung - elektrische und magnetische Felder sind unvermeidliche Nebenprodukte der Stromübertragung und Elektrizitätsnutzung. Die stärksten Belastungen treten in unmittelbarer Nähe von Hochspannungsleitungen und Transformatorenstationen auf (die man mit speziellen Leuchtstoffröhren sogar sichtbar machen kann!).

Elektrische Geräte im Haushalt - in den meisten Wohnungen ist der Elektrosmog hausgemacht. Hier haben wir es in der Hand, die eigene Elektrosmog-Belastung mit einfachen Maßnahmen deutlich zu reduzieren. So sollten dauernd betriebene Elektrogeräte – wie etwa Radiowecker – nicht in der Nähe von Orten stehen, wo sich Personen stundenlang aufhalten.

Eisenbahn - die Magnetfelder entlang von Bahnlinien unterliegen beträchtlichen Schwankungen. Beschleunigende oder bremsende Lokomotiven erhöhen den Stromfluss und verstärken dadurch die Felder. Je mehr Züge auf einer Strecke verkehren, desto größer sind die Belastungen.

Mobilfunk - unzählige Basisstationen ermöglichen mittlerweile überall in der Welt eine praktisch flächendeckende Mobilfunkversorgung. Kehrseite ist die dramatische Zunahme der hochfrequenten Strahlung durch diese Antennen.

Rundfunk - leistungsstarke Sendeanlagen zur Verbreitung von Radio- und Fernsehprogrammen stehen vorwiegend an erhöhten Standorten. Hier gibt es im kritischen Nahbereich meist keine Wohnhäuser. Deshalb kann der Anlagegrenzwert in der Regel problemlos eingehalten werden.

Richtfunk - Anlagen für den Richtfunk konzentrieren die Strahlung in einem eng begrenzten Kegel.

Amateurfunk - Amateurfunkanlagen stehen in der Regel in Wohngebieten, sind jedoch nur beschränkte Zeit auf Sendung.

Funk in Gebäuden - auch im Wohnbereich kommen immer mehr Funkanwendungen zum Einsatz – so etwa schnurlose Telefone, Kopfhörer ohne Kabel,

Babyphone oder WLAN-Stationen für den drahtlosen Internetzugang. Trotz relativ geringen Sendeleistungen können diese Geräte die Belastung durch hochfrequente Strahlung in Innenräumen dominieren.

Bei den (gesundheitlichen) Auswirkungen nichtionisierender Strahlung (= Elektrosmog) wird ebenfalls unterteilt in Hochfrequenz- und Niederfrequenz-Strahlung. Denn entsprechend zu den verschiedenen physikalischen Eigenschaften unterscheiden sich hoch- und niederfrequente Strahlung auch in der Art, wie sie auf den Menschen einwirken.

NICHTIONISIERENDE HOCHFREQUENZ-STRAHLUNG

Die Auswirkungen von nichtionisierter, hochfrequenter elektromagnetischer Strahlung auf den Menschen unterteilen sich in sogenannte thermische und nicht-thermische Wirkungen. Die thermischen Wirkungen (Wärmewirkungen wie bei Fieber) sind hierbei wissenschaftlich gut untersucht und bestätigt. Sie treten erst ab einer gewissen Stärke (Intensität) der Strahlung auf - ab einer Stärke, wie sie in der Umwelt normalerweise nicht vorkommt. (Aber wem hilft es, wenn die Thermik der einzige biologische Wirkmechanismus ist, der weltweit unwidersprochen wissenschaftlich bewiesen ist? Krebs, Leukämie, Hirntumore, durchlässige Blut-Hirn-Schranken, EEG-Peaks, Nervenreiz, Kopfschmerz, Schlafstörung und andere Sorgenkinder haben überhaupt nichts mit Thermik zu tun.)

Aber auch unterhalb dieser Schwelle werden biologische Wirkungen beobachtet. Man bezeichnet diese Wirkungen dann als nicht-thermische Wirkungen. Wie diese ausgelöst werden und ob sie schädlich sind, wird von den Schulwissenschaften momentan noch erforscht. Es wird aus einigen Kreisen vermutet, dass viele der oben aufgeführten Krankheits-Symptome heute durch diese nichtthermischen Wirkmechanismen (Resonanz an Kopplungen) verursacht werden.

Wärmewirkung - Beim Mikrowellenofen machen wir uns die Wärmewirkung von intensiver Hochfrequenz-Strahlung zu Nutze: Biologisches Gewebe wie Gemüse oder Fleisch nimmt die Strahlungsenergie auf und erwärmt sich – wir haben eine warme Mahlzeit auf dem Teller. Diese rasche Erwärmung von biologischem Gewebe geschieht jedoch nicht nur bei Mikrowellen, sondern bei allen elektromagnetischen Strahlungsarten mit hoher Frequenz, so auch bei der Strahlung von Radio- oder Mobilfunksendern. Voraussetzung für die

Erwärmung ist allerdings, dass die Strahlung genügend intensiv ist. In unserer alltäglichen Umgebung kommt nach Ansicht der offiziellen Forschung solche Hochfrequenz-Strahlung normalerweise nicht in derart hoher Intensität vor, dass sie aufgrund ihrer Wärmewirkung unserer Gesundheit schaden könnte.

Gefährlich für die Gesundheit wird es aber, wenn sich die Körpertemperatur infolge der aufgenommenen Strahlung um mehr als 1 bis 2°C erhöht, wie man es etwa bei langen Handy-Telefonaten mit «Gerät am Ohr» beobachten kann – dann treten Wirkungen wie bei Fieber oder bei Hitzeeinwirkung auf: Die Gedächtnisleistung nimmt ab; es kommt zu einer Beeinträchtigung verschiedener Körperfunktionen und der Fortpflanzung; Herz, Kreislauf und Immunsystem werden geschwächt. Organe mit schlechter Durchblutung und damit schlechter Wärmeabfuhr sind besonders gefährdet, so zum Beispiel die Augen, bei denen sich die Linse trüben kann (sog. grauer Star). Bei noch stärkerer Wärmeentwicklung kann es zu inneren Verbrennungen oder zum Tod durch Hitzschlag kommen.

Diese akuten Wirkungen intensiver Hochfrequenz-Strahlung sind wissenschaftlich gut untersucht. Ihnen ist gemeinsam, dass sie erst ab einer gewissen Strahlungsstärke auftreten. Die entsprechende Schwelle bildet die Grundlage für internationale Grenzwerte, welche die Bevölkerung vor kurzzeitigen Gesundheitsschäden schützen sollen.

Nicht-thermische Wirkungen - Verschiedene Studien weisen ergänzend auf biologische Effekte hin, die durch Strahlung mit einer Intensität deutlich unterhalb der internationalen Grenzwerte ausgelöst werden. Derartige Effekte werden – da sie nicht auf der Erwärmung beruhen – als nicht-thermische Wirkungen bezeichnet. Zwar übertragen elektromagnetische Wellen (Felder, Strahlungen) nach gängiger Lehrmeinung zu wenig Energie, um chemisch stabile Molekülbindungen effektiv aufzubrechen, sie können jedoch bereits Wasserstoffbrückenbindungen in Wasser und in Biomolekülen stören und dadurch die Denaturierung und Inaktivierung von Biomolekülen auslösen. Ebenso können über Polarisationseffekte die Ladungen vorhandener Radikale (Moleküle mit reaktionsfreudigen Elektronen) umgeordnet werden, wodurch sich neue Reaktionsprodukte ergeben können.

Hinweise auf solche und ähnliche Effekte stammen zum einen aus epidemiologischen Studien. Eine Untersuchung der Universität Bern stellte zum Beispiel einen statistisch signifikanten Zusammenhang zwischen Schlafstörungen und dem Sendebetrieb des inzwischen stillgelegten Radio-Kurzwellensenders Schwarzenburg fest. Weiter klagten Bewohner im näheren Umkreis dieses Senders gehäuft über gesundheitliche Beschwerden wie Nervosität, Unruhe, allgemeine Schwäche, Müdigkeit und Gliederschmerzen. Die in der Umgebung des Kurzwellensenders gemessene elektromagnetische Strahlung lag dabei deutlich unterhalb der international anerkannten Grenzwerte.

Weitere Erkenntnisse zu nicht-thermischen Wirkungen stammen aus Experimenten im Labor. So wurden beispielsweise Beeinflussungen der menschlichen Gehirnaktivität, Verhaltensänderungen bei Tieren oder physiologische Veränderungen in Zellkulturen beobachtet. Dass es nicht-thermische Wirkungen gibt, ist also unbestritten. Wie solche Effekte zustande kommen, ist jedoch nach Meinung der Schulwissenschaften noch nicht ausreichend untersucht. Ebenso wenig lasse sich beim heutigen Kenntnisstand sagen, ob und unter welchen Bedingungen sie zu einem Gesundheitsrisiko werden.

Für die Bewertung erschwerend sei, dass sich die bisherigen Experimente in diesem Forschungsbereich zum Teil nicht wiederholen ließen oder dass widersprüchliche Ergebnisse vorlägen. Die Auswirkungen schwacher Hochfrequenz-Strahlung auf den Menschen müsse deshalb weiter wissenschaftlich untersucht werden. Und so lange führt man die «Feldversuche» mit der Menschheit fort.

NICHTIONISIERENDE NIEDERFREQUENTE STRAHLUNG

Bei den Auswirkungen von nichtionisierenden niederfrequenten elektrischen und magnetischen Feldern auf den Menschen wird zwischen Reizwirkungen und so genannten unterschwelligen Wirkungen unterschieden. Als Reizwirkungen bezeichnet man das ungewollte Auslösen von Nervenimpulsen oder Muskelkontraktionen durch elektrische Ströme, welche im Körper durch starke elektrische oder magnetische Felder erzeugt werden, durch so starke Felder, wie sie in der Umwelt normalerweise nicht auftreten. Zu den unterschwelligen Wirkungen zählen zum Beispiel Beeinflussungen des Verhaltens, der Lernfähigkeit, des Hormonsystems oder des Zellstoffwechsels, wie sie in Versuchen mit Zellkulturen, Tieren oder Menschen festgestellt und nachgewiesen wurden. Die tatsächliche pathologische Bedeutung dieser Effekte für die Gesundheit des Menschen ist jedoch nach Ansicht der offiziellen Forschung trotzdem noch unklar und müsse weiter untersucht werden.

Allerdings werden schwache Magnetfelder bereits heute auch mit der Entstehung von Krebs in Zusammenhang gebracht. Die Internationale Agentur für Krebsforschung (I-ARC) klassifizierte die niederfrequenten Magnetfelder im Jahre 2001 als ein mögliches Karzinogen für Menschen.

Ähnlich wie Fische oder Zugvögel besitzt der Mensch mit den Siebbeinzellen im Grundsatz ein Sinnesorgan für elektrische oder magnetische Felder. Manche Menschen verspüren daher zum Beispiel ein Kribbeln auf dem Kopf, wenn sie unter einer Hochspannungsleitung durchgehen. Das elektrische Wechselfeld der Leitung vermag dabei tatsächlich auch die Haare in Vibration zu versetzen, was als Prickeln oder Kribbeln empfunden wird.

Auch ein starkes magnetisches Wechselfeld kann (zumindest indirekt) wahrgenommen werden. Es kann auf der Netzhaut des Auges eine Sinnestäuschung auslösen, die wir als Lichtblitze (sog. Phosphene) sehen. Diese Effekte können zwar als Belästigung empfunden werden. Ob sie darüber hinaus als Gefährdung der Gesundheit eingeschätzt werden müssen, ist nach Ansicht der offiziellen Wissenschaft offen.

Reizwirkungen: Noch stärkere elektrische und magnetische Felder – so intensive, wie sie in der Umwelt normalerweise nicht vorkommen – sind für den Menschen aber erwiesenermaßen schädlich. Sie erzeugen im menschlichen Körper elektrische Ströme, welche bei Nervenzellen fehlerhafte Impulse auslösen und Muskeln zu ungewollter Kontraktion veranlassen können. Besonders riskant wird es, wenn sich der Herzmuskel verkrampft: Das so genannte Herzkammerflimmern ist lebensgefährlich. Diese Effekte auf Nerven und Muskeln werden Reizwirkungen genannt. Sie sind wissenschaftlich eindeutig bewiesen und bilden die Grundlage für internationale Grenzwerte. Solange diese eingehalten sind, sollen keine Fehlfunktionen von Nerven- oder Muskelzellen auftreten.

Unterschwellige Wirkungen: Verschiedene Studien weisen jedoch auf biologische Effekte hin, die durch niederfrequente Felder mit einer Intensität deutlich unterhalb der internationalen Grenzwerte ausgelöst werden. Entsprechende Effekte werden als unterschwellige Wirkungen bezeichnet. In Experimenten mit Menschen und Tieren konnten unter anderem Veränderungen im Verhalten und in Bezug auf die Lernfähigkeit sowie eine Beeinflussung des Hormonsystems festgestellt werden.

Zum Beispiel wurde das Hormon Melatonin in einer geringeren Menge als üblich ausgeschüttet. Melatonin ist für den biologischen Tag-Nacht-Rhythmus verantwortlich, hat einen stimulierenden Effekt auf das Immunsystem und hemmt das Wachstum von Tumoren. Ein reduzierter Melatonin-Spiegel wird mit Schlafstörungen, Müdigkeit oder depressiven Verstimmungen in Verbindung gebracht.

Als weitere Wirkung von schwachen niederfrequenten Feldern wurden Veränderungen des Wachstums und des Stoffwechsels von Zellen beobachtet. Dass es unterschwellige Wirkungen gibt, ist also wiederum unbestritten. Wie solche Effekte zustande kommen, sei – so ebenfalls die offizielle Lehrmeinung – auch hier noch nicht bekannt. Ebenso wenig lasse sich beim heutigen Kenntnisstand sagen, ob und unter welchen Bedingungen sie zu einem Gesundheitsrisiko würden.

Leukämie-Risiko: Seit mehr als 25 Jahren werden in verschiedenen Ländern epidemiologische Studien durchgeführt, um herauszufinden, ob niederfrequente Magnetfelder die Entstehung oder Entwicklung von Krebs begünstigen. Während die Ergebnisse dieser Studien lange uneinheitlich und widersprüchlich waren, kommen neueste Untersuchungen und Gesamtauswertungen alter Studien jetzt übereinstimmend zum Schluss, dass ab einer über längere Zeit gemittelten Magnetfeldbelastung von 0,4 Mikrotesla möglicherweise ein doppelt so hohes Risiko für Leukämie (Blutkrebs) bei Kindern besteht.

Insbesondere zieht auch die Internationale Agentur für Krebsforschung (IARC) diesen Schluss und hat im Jahre 2001 die niederfrequenten Magnetfelder als ein mögliches Karzinogen für Menschen eingestuft. Die IARC erachtet es demnach als möglich, wenn auch nicht als wahrscheinlich oder als bewiesen, dass schwache, niederfrequente Magnetfelder ein Krebsrisiko darstellen.

Was bedeutet aber ein doppelt so hohes Kinderleukämie-Risiko? – Erhebungen in der Schweiz und in Deutschland ergaben, dass rund zwei Prozent der Bevölkerung einer mittleren Belastung durch niederfrequente Magnetfelder von mehr als 0,4 Mikrotesla ausgesetzt sind. Eine Verdoppelung des Risikos für Kinderleukämie bei solchen Magnetfeldbelastungen würde für die gesamte Bevölkerung daher also einen ziemlich signifikanten Anstieg bedeuten.

Da jede Krebserkrankung ein tragisches Ereignis darstellt, das nach Möglichkeit vermieden werden sollte, hat die Schweiz in der Verordnung über den

Schutz vor nichtionisierender Strahlung (NISV) vorsorgliche Maßnahmen zur Verringerung der Magnetfelder in der Umgebung von Hochspannungsleitungen und Transformatorenstationen verlangt. Für neue Anlagen dieser Art legt die NISV einen so genannten Anlagegrenzwert fest. Dieser beträgt 1 Mikrotesla bei voller Anlagenauslastung und muss an Orten mit empfindlicher Nutzung (z.B. Wohnungen, Schulen, Spitäler, Büros, Kinderspielplätze u.a.) eingehalten werden. Entsprechende Maßnahmen aus Deutschland oder Österreich sind derzeit nicht bekannt.

Während es sich bei der Verdachtsschwelle von 0,4 Mikrotesla aus den epidemiologischen Studien um eine zeitlich gemittelte Belastung handelt, bezieht sich der Anlagegrenzwert in der Schweiz auf die volle Auslastung einer Anlage. Dies bedeutet, dass er eingehalten sein muss, wenn die Hochspannungsleitung oder die Transformatorenstation voll genutzt werden. Der Stromfluss durch eine Hochspannungsleitung oder eine Trafostation variiert zeitlich jedoch stark. Die über die Zeit gemittelte Magnetfeldbelastung liegt deshalb deutlich unter der Spitzenbelastung.

Also, noch einmal kurz zusammengefasst: Es gibt beim offiziellen Stand der Forschung Einigkeit darüber, dass Elektrosmog (durch nichtionisierende elektromagnetische Strahlung / Felder / Wellen) signifikante thermische wie nichtthermische (unterschwellige) Effekte auf den menschlichen Körper verursacht. Ergänzend gilt bei letzteren – den nichtthermischen Effekten – zu unterscheiden, dass die sogenannte «elektromagnetische Sensibilität» (deren Existenz von der offiziellen Wissenschaft bestritten wird), also die Fähigkeit eines Lebewesens elektromagnetische Felder bewusst körperlich wahrzunehmen, von der «elektromagnetischen Hypersensitivität» (deren Existenz von der offiziellen Wissenschaft bereits akzeptiert wird) abzugrenzen ist, die sich in der Entwicklung von Krankheitssymptomen als Folge der (unbewussten) Einwirkung elektrischer bzw. elektromagnetischer Felder zeigt.

Man kann also feststellen, dass sich in der Beurteilung der Risiken des Elektrosmog auch in der offiziellen Forschung langsam etwas verändert. Noch 1998 hieß es in einem EU-Report zur elektromagnetischen Hypersensitivität, dass «es bislang keine diagnostischen Kriterien und keine nachgewiesenen Wirkungsmechanismen» gäbe. Zu einem anderen Schluss kommt mittlerweile bspw. die österreichische Ärztekammer. Sie gab nach Sichtung aktueller Studien und Fachliteratur am 3. März 2012 eine erste Leitlinie für österreichische Ärzte zur Diagnose und Therapie des «EMF-Syndroms» (EMF = elektromagnetische Felder) heraus. Es wird darin «die Verwendung der Schlüsselnummer Z58.4 ‹Exposition gegenüber Strahlung› gemäß der internationalen Klassifikation der Krankheiten (ICD-10)» empfohlen.

Zur Behandlung wird eine allgemeine Expositions-Reduktion empfohlen sowie eine darauf aufbauende Lebensstilberatung und ganzheitlicher Therapieansatz als auch eine symptomatische Therapie als medizinische Behandlungsempfehlung ausgesprochen. Eine Expertengruppe der WHO kam zudem bereits im Mai 2011 ergänzend zu dem Ergebnis, dass hochfrequente, elektromagnetische Felder als möglicherweise krebserregend für den Menschen (Gruppe 2b) eingestuft werden müssen. – Soweit die Schulwissenschaft zum Thema «Elektrosmog und seine Wirkungen».

Allerdings: alles, was wir in den letzten Abschnitten zum derzeitigen Stand der Wissenschaft zum Stichwort «Elektrosmog» wiedergegeben haben, beleuchtet eigentlich nur die eine Seite des Gefährdungspotentials – und zwar jene, die man grob zusammengefasst mit Wirkungen der sogenannten «Hertz'schen Wellen» beschreiben kann. Die Hertz'schen Wellen zeichnen sich (nach unserer Ansicht) durch Elektronen-Spins aus, die sich grundsätzlich nicht im Einklang mit unserem Körper drehen. Solche Elektronen erzeugen auf und in unserem Körper die bereits oben dargestellte Wärmewirkung, bzw. führen durch den thermischen Energieinhalt in der Hertz'schen Welle zu örtlichen Wärmeerscheinungen. So z.B. in Form der roten, heißen Ohren bei Bestrahlung durch Mobiltelefone.

Diese Wirkung kann man aber mit modernen Technologien bereits so beeinflussen, bzw. modifizieren, dass durch Drehung des Spins die in Disharmonie befindlichen Elektronen wieder in Einklang zur Eigenschwingung des Menschen gebracht werden. Eine von der Firma FOSTAC durchgeführte physikalische Studie belegt, dass sich die Wärmebildung am Ohr durch die Verwendung von solchen Handy-Chips zwischen 50 und 80 Prozent reduzieren lässt.

Diese erste Komponente von Elektrosmog ist aber – wie gesagt – eigentlich nicht diejenige, welche den Organismus am meisten stresst. Jede technisch erzeugte Welle (Feld / Strahlung) erzeugt gleichzeitig immer auch eine sogenannte Resonanzschwingung, eine zweite Komponente. Ob man diese nun Hyperschall nennen möchte oder Skalarwellen, Longitudinal- oder auch Teslawellen, spielt dabei keine Rolle. Entscheidend ist, es gibt sie – während die Schulwissenschaft sich aber noch immer bei allen oben dargestellten Betrachtungen zum Elektrosmog allein an die Elektronen der Hertz'schen Wellen klammert, gleichwohl sie ja die «unterschwelligen Wirkungen» der elektromagnetischen Strahlung bereits zugibt und bestätigt (ohne die Ursachen diese unterschwelligen Wirkungen selbst konkret benennen zu können).

Dabei ist bekannt und belegt: Ein «angestoßenes» Elektron stößt immer ein Photon ab, das zum nächsten Elektron schwingt und dieses ebenfalls anstößt. Dieses veränderte Elektron gibt dann seinerseits ein Photon zurück als Bestätigung und gleichzeitig durch den Anstoß wieder eines vorwärts, damit das nächste Elektron, quasi als Angebot, wiederum angestoßen wird. Aus schulwissenschaftlicher Sicht lässt sich zwar daher kein Energieübertrag feststellen, denn die Transaktion der Photonen hebt sich ja gegenseitig auf; ein Elektron gibt ein Photon ab und gleichzeitig kommt eines zurück. Aber die «postmoderne» Physik hat schon lange durch tiefes Beobachten erkannt, dass da eben doch ein Rückstoß und ein Anstoß vorhanden sind und dass diese beide jeweils biologischen (natur-elektrische) Wirkungen generieren.

Gemäß Prof. Dr. Konstantin Meyl haben eben gerade diese Resonanzschwingungen, welche infolge dieses Phänomens auf den menschlichen Organismus «einhämmern» (z.B. durch gepulste Systeme wie ein häusliches Funktelefon, dass sich bis zu 270 Mal pro Sekunde mit einem solchen Puls bei seiner Basis-Station «meldet»), sogar die allerhöchste biologische Resonanz und damit Relevanz.

Nicht die Hertz'sche Welle ist also das eigentliche Problem des Menschen mit dem ihn immer umgebenden Elektrosmog, sondern die «Information» – bzw. aus biologischer Sicht: Desinformation – in diesen Resonanzwellen, welche eben immer zugleich auch Energieträger sind. Wobei «Desinformation» schlicht die bedingte «Wirkung» dieser gepulsten Strahlung meint, die diese in biologischen Systemen schon aufgrund «physikalischer Notwendigkeiten» entfalten muss.

Der menschliche Körper verfügt über rund 80 Billionen Zellen, welche zum Leben Nah-rung und Sauerstoff benötigen. Durch elektromagnetische Potenzialbildungen in den Zellmembranen (Natur-Elektrik) kann sich die Zelle öffnen, kann zum Stoffwechsel notwendige Moleküle aufnehmen oder Stoffwechselprodukte ausstoßen und sich wieder schließen. In dem Moment, in dem sich die Zellmembran öffnet und gleichzeitig mit ge-pulsten, «hämmernden», disharmonischen «Müllinformationen» beschossen wird, besteht die große Gefahr, dass die körpereigene DNS-Information (im Zellkern der Körperzelle) aufgebrochen wird. Außerdem führt der Energiestoß der Skalarwelle in der Zelle zum Verlust des elektromagnetischen Gleichgewichts zwischen Zellinnen- und -außenseite. Dadurch verlieren die Mitochondrien der Zellen, also deren Kraftwerke, um bis zu 80 Prozent ihrer Leistungsfähigkeit, eine Mitochondriopathie resultiert.

Die Folge aus dieser bedingten Wirkung der Skalarwellen (-Pulse) auf den Zellstoffwechsel kann eine mögliche Gewichtszunahme sein, aber auch schnellere Hautalterung u.v.m. Da Zellen gemäß heutiger biophysikalischer Erkenntnisse zudem miteinander kommunizieren, kann eine solche kranke Zelle weitere Zellen «anstecken», letztendlich auch Organe verändern und damit den ganzen Organismus krank machen. Diese Gefahr besteht bei Kindern und Jugendlichen um ein Vielfaches mehr, denn deren Zellen öffnen sich noch sehr viel häufiger als die von Erwachsenen.

Man kann das, was unsere Leiber auf die beschriebene Weise nicht nur unter der Wirkung von Elektrosmog heute aushalten müssen, aber auch schlicht eine gewaltige, alles andere als «natur»-elektrische Verwirrung nennen, die man – wie am Anfang dieses Buches beschrieben – sehr gut auch schon am ständig wachsenden Ladungspotential unserer Haut ablesen kann. Die logischen Folgen daraus müssten jetzt eigentlich klar sein: Wachsender, permanenter natur-elektrischer Stress nicht nur auf zellularer Ebene, sondern für unseren gesamten Organismus. Die dramatische Zunahme von bspw. Burnout-Syndromen, Allergien oder Autoimmun-Krankheiten in unserer Gesellschaft sind ein treffsicheres Zeichen dieser Entwicklung.

Es gibt aber auch Technologien, die selbst die Information bspw. in den Resonanzwellen in ihrer Qualität so verändern können, dass diese sich nicht mehr negativ auf uns Menschen, auf Tiere oder gar das Innere ganzer Wohnhäuser auswirken können. Solche modernen Lösungssysteme wirken dabei primär durch ihre Eigenschwingung im mechanischen Terahertzbereich auf die Resonanzschwingung und folgen damit den akustischen Gesetzen. Sie erzeugen ein natürliches Feld frei von biologisch negativen Informationen und wirken mittels atomarer Eigenschwingungen und Wechselwirkungen zwischen kosmischer Strahlung und der Erdatmosphäre. Diese akustische mechanische Welle stellt eine Gefolgschaft der elektromagnetischen Welle dar. Durch dieses neutrale natürliche Eigenfeld werden die bei Menschen oder in Gebäuden auftreffenden Resonanzschwingungen von Störstrahlen total reflektiert. So entsteht ein harmonisches Feld, angereichert mit ‹Elektronen› und für Mensch und Tier guten ‹negativen Ionen›. Es kehrt spürbar Ruhe und Ordnung ein. Leider gibt es nur ein Messinstrument, mit welchem man das eindrücklich und in aller Deutlichkeit, und sogar mit mehrfachen Doppelblindstudien, aufzeigen kann: Der Mensch selbst.

Wie die Erfahrungen der Energiemedizin belegen, eignet sich der Körper des Menschen aufgrund seiner natur-elektrischen Eigenschaften vorzüglich als Messgerät. Denn an ihm kann man die Wirkungen von Störquellen, aber auch die Wirkungen von Lösungssystemen, einwandfrei und fälschungssicher aufzeigen. Die Schulwissenschaft lehnt aber derzeit noch die Messung an Menschen ab und will weiter nur die Hertz'schen Wellen akzeptieren in ihrem Elektronen-Modell. Aber selbst der Europarat hat mittlerweile die Anerkennung der nicht-thermischen Wellen (also z.B. Skalar- / Teslawellen) gefordert, so dass man sicher davon ausgehen kann, dass auch das Mainstream-Denken in der Physik sich hier demnächst maßgeblich verändern wird. Dipl. Ing. Reiner Gebbensleben und Dr. Ulrich Barthel (Festkörper-Physiker) haben in diesem Zusammenhang phänomenale Pionierarbeiten geleistet und sind gegenwärtig sehr gefragte Referenten an Deutschen Universitäten.

(Mehr zu diesem Thema ist zu finden im Buch: Der sechste Sinn und seine Phänomene: Physikalische und neurophysiologische Grundlagen der Wahrnehmung von Hyperschall. ISBN: 978-3842300866. Anmerkung: Solche Produkte von Gebbensleben / Barthel sind heute erhältlich im Shop des Schweizer Fernsehens, Schweiz 5. ***www.timetodoshop.ch****)*

Nicht zu unterschätzen ist beim Thema Elektrosmog abschließend auch die permanente Zunahme der radioaktiven Exposition weltweit (ionisierende Strahlung), nicht erst seit den Atom-Katastrophen im japanischen Fukushima. Im Buch «Keine Angst vor Fukushima?» berichten wir als Autoren von den sehr viel vielschichtigeren Problemen mit der allgegenwärtigen Radioaktivität in unserer Umwelt, als es uns die offizielle Berichterstattung immer noch weiszumachen versucht. Das «Grundrauschen» der Radioaktivität weltweit ist seit dem 11. März 2011 kontinuierlich angestiegen, und seitdem nie wieder auf das vorher bestehende Level zurückgefallen; das haben unsere eigenen Messungen hier in Mitteleuropa mit Messgeräten gezeigt, wie sie bspw. das Schweizer Militär seit den Zeiten des Kalten Krieges einsetzt.

Aber wir berichten in «Keine Angst vor Fukushima?» auch, wie man sich mit einfachsten Mitteln vor der stetig wachsenden Gefahr durch Radioaktivität wie auch Elektrosmog allgemein wiederum sehr gut schützen kann. Und das ist auch immer noch die gute Nachricht, auch in Bezug auf alle zivilisatorischen Gefahren insgesamt, die die Gesundheit unseres Organismus heute belasten können: Es gibt immer einen Ausweg aus diesem Dilemma! Unser materieller Leib ist ganz und gar nicht schutzlos diesen modernen Belastungen unserer hochtechnisierten und durchkapitalisierten Welt ausgeliefert. Aber dazu ist es nötig, dass man sich wiederum mit der ganzheitlichen Struktur dieses Menschenkörpers auseinandersetzt und beginnt, die sich daraus ganz zwangsläufig erschließenden Konsequenzen auch ganz bewusst zu ziehen.

Wer an sich feststellt, dass es für ihn offenbar keine echte, tiefe Entspannung mehr gibt – dass immer irgendwelche Sorgen und Pflichten an ihm nagen – dass immer die (unnatürliche / künstliche) Unruhe gegenwärtig ist, man könnte irgendetwas vergessen oder übersehen haben – dass stets dieses Gehetztsein, diese Ruhe- und Rastlosigkeit einen bestimmt –, der sollte sofort die «emotionale Reißleine» ziehen, bevor es der eigene Körper für einen tut – mit einem wahrscheinlich totalen Versagen einiger oder gar aller Organe. Krankheit ist immer die Reaktion des Körpers auf einen krankhaften Zustand oder ein krankhaftes Erleben. Wobei die Begrifflichkeit «krank» stets eine Form der inneren Disharmonie des eigenen (natur-elektrischen) Energie-Systems meint (ausgelöst z.B. auch durch Elektrosmog).

«Es gibt in unserer Gesellschaft keine echte und anhaltende tief empfundene Entspannung mehr» – mit dieser mehr als bitteren und in ihren Auswirkungen katastrophalen Erkenntnis muss sich niemand wirklich mehr abfinden. Genug Menschen machen vor, wie man sich von einer fehlgeleiteten Gesellschaft emanzipiert und für sich alleine identifiziert, was für einen selbst und den eigenen Körper gut ist. Was wahres Wohlbefinden bereitet. Und was einem die eigene absolute und kosmische Harmonie wiederfinden lässt. Und ein abermals erster Schritt auf diesem Weg war und ist immer: Die Entdeckung der unbeschränkten Macht des eigenen freien Willens!

2.3. DER FREIE WILLE

«Ich will!» – Es ist einer der kürzesten nur denkbaren Sätze, die unsere Sprache zulässt. Aber denken Sie bitte einmal darüber nach, was dieser Satz nur schon beim Lesen in Ihnen an Überlegungen und Gefühlen, Emotionen und vielleicht auch Ressentiments ausgelöst hat. Sahen sie ein trotziges Kind, das beim Sprechen dieses Satzes mit einem Bein aufstampft? Apostrophierten Sie möglicherweise mit «Ich will!» die Synonyme «Egoismus», «unsozial», «verantwortungslos»? – Wenn ja: Warum eigentlich?

Es ist schwer zu sagen, warum in unserer über zweitausendjährigen westlichen Kulturgeschichte der eigene freie Wille in seinen unmittelbaren Ausgestaltungen so negativ besetzt wurde. Sicher, eine Gesellschaft lebt von der Toleranz und der sozialen Verantwortung für- und miteinander. Aber darf das im Zweifel soweit gehen, dass wir als Mensch in der emotionalen Aufopferung für den anderen selbst unglücklich werden und uns körperlich und seelisch bis zum Gehtnichtmehr ausbeuten?

«Ich will!» beschreibt eigentlich nur die Rückbesinnung des Individuums auf das, was für das eigene Leben notwendig und sinnvoll ist. Echte soziale Verantwortung, wie sie für jeden von uns eigentlich unbedingtes Gebot sein sollte, um ein Zusammenleben in unseren modernen Gesellschaften überhaupt erst zu gewährleisten, kann – und sollte eigentlich auch – immer zuerst auf diesem Grundsatz «Ich will!» aufbauen.

Erst wenn es mir gut geht, kann ich dafür sorgen, dass es auch den Nächsten neben mir wirklich besser geht. Es macht einfach keinen Sinn, sich für andere (die Freunde, die Familie, den Arbeitgeber) aufzuopfern, wenn man dabei selbst körperlich und seelisch zugrunde geht. Man tut sich und den anderen damit keinen Gefallen, ganz im Gegenteil, wie es sich jeden Tag tausendfach in so vielen Schicksalen beweist. «Brenne» ich selbst aus, weil ich mich in der Tretmühle der modernen Gesellschaft völlig verausgabt habe, um völlig übersteigerten Anforderungen zu genügen, reiße ich auch jene, denen ich eigentlich mit meinem Streben Hilfe und Halt sein wollte, mit in den emotionalen Abgrund – einen Abgrund aus Stress, Zeitdruck, Unzufrieden- und Gereiztheit, permanenter Erschöpfung und letztlich auch Krankheit.

Etwas Grundlegendes an seinem Leben zu ändern, wenn es in die Irre gelaufen ist – und uns das Leben an sich richtig krank gemacht hat – ist da tatsächlich erst einmal eine Frage des freien Willens. Niemand anderes kann uns aus diesem Tal der Tränen und des Schmerzes herausholen als wir selber. Ob wir in diesem Tal tatsächlich drinstecken, können wir sehr leicht feststellen: Mit einem Blick in den Spiegel. Lächeln wir uns aus dem Spiegel unseres seelischen Zustandes (unserem Gesicht) fröhlich an, oder schaut uns da jemand mürrisch und müde in die Augen? – Sind wir glücklich in unserem Leben, strahlen wir diese innere und äußere Heiterkeit und Zufriedenheit aus?

Wenn nicht, wird es höchste Zeit, seinen eigenen freien Willen zu entdecken, um etwas Fundamentales am eigenen Leben aktiv zu verändern. Zuallererst natürlich die innere Einstellung zu dem, was ich tatsächlich wirklich will. Haben Sie das schon mal gemacht – sich ganz ehrlich eingestanden, was ihre größten, ganz egoistischen Wünsche sind, die nur Ihnen gehören und keine Rücksicht auf andere nehmen?

Haben Sie keine Angst davor. Es ist nicht ungesetzlich oder gar unmoralisch, sich seiner eigenen Wünsche – und seines eigenen Willens – bewusst zu werden. Und solange die Umsetzung dieser Wünsche in die Wirklichkeit keinen anderen Menschen in seiner Lebensführung einschränken und verletzen, ist an der Verwirklichung dieser Wünsche und Träume auch nichts auszusetzen, vor allem dann nicht, wenn die Realisierung ihrer Träume selbst bisher durch die Lebensführung anderer eingeschränkt und verletzt wurde.

Aber keine Angst, wir predigen nicht die Kultivierung vieler kleiner Egoisten, das ist hier nicht die Meinung. Die Lebenserfahrung zeigt, dass die meisten Menschen immer dann, wenn sie nach ihren eigenen Wünschen gefragt werden, Glück, Frieden und Gesundheit angeben. Wir Menschen «wollen» letztlich eigentlich immer nur diese einfachen Dinge für uns. Materielle Wünsche oder Wünsche der eigenen Lebensführung, wie der Wunsch in einem anderen Land zu leben oder einen neuen Partner zu finden, sind Wünsche, die diesen emotionalem Streben nach Glück und Harmonie meist nachgeordnet sind. Denn wer sein Glück gefunden hat, wer seine innere und äußere Harmonie gefunden hat, wird sich mit seinen Lebensumständen sicher bereits arrangiert haben.

Und jede Suche nach dem persönlichen Glück beginnt mit dem ersten Schritt auf dem Pfad der eigenen Selbsterkenntnis: Ich will etwas verändern. Ich will einen Weg finden, zu Harmonie und Glück. Ich will einen gesunden Körper für ein gesundes Bewusstsein. Weil ich weiß: alles andere wird sich finden. Erst wenn ich begonnen habe zu begreifen, dass der Weg zu Glück und Gesundheit immer mein ganz eigener Weg ist, den ich erst einmal selbst zu beschreiten bereit bin, kann eine Verbesserung meiner Lebenssituation einsetzen. Das ist ein wichtiger Erfolgsfaktor. Wir erinnern uns: Die (unsere) Realität entsteht in dem Moment, wo ich als Betrachter diese Realität selber wahrnehme. Und wenn ich nicht selbst diesen allerersten Schritt wage, mich aus meiner (in jedem Fall krankmachenden) Lethargie zu befreien, wird ein anderes, in diesem Fall verheerendes Prinzip zwangsläufig an die Stelle des potentiell positiven freien Willens, wirklich gesund zu werden, treten.

2.4. KRANKHEIT ALS «SINNVOLLSTE» ANTWORT DES KÖRPERS AUF DAS EIGENE DASEIN

Es mag provokant klingen, wenn man behauptet, jemand sei allein deshalb krank, weil es gemessen an seinem Dasein keine andere Alternative für den Körper gebe als eben krank zu werden. Denn wir sind es eigentlich gewohnt, die «Verantwortung» für eine Krankheit nach außen zu delegieren. Auch wir haben ja in den vorangegangenen Kapiteln umfangreich dargestellt, wie uns vor allem äußere Faktoren wie wachsender Elektrosmog, radioaktive Belastungen oder schlechte Nahrungsmittel in unserem allgemeinen Wohlbefinden und unserer Gesundheit beeinträchtigen. Aber – auch mit all diesen künstlichen, auf uns einprasselnden Belastungen unserer modernen Welt ist Gesundheit möglich. Man muss es, wie gesagt, nur wollen. Und damit liegt die Verantwortung für unsere eigene Gesundheit auch wieder vor allem bei uns selbst.

Nehmen wir diese Eigenverantwortung nicht an oder verleugnen sie gar und warten darauf, dass uns irgendetwas oder irgendjemand von außen «heilt», werden wir scheitern. Weil wir dann das Prinzip nicht erkannt haben: Eine Krankheit ist immer ein Spiegel unserer inneren Welt; unseres Bewusstseins. Es ist ein Zustandsbericht unserer energetischen Harmonie oder eben der Störung derselben.

Gemessen an dem, was uns in unserem Leben bisher geformt und beeinflusst hat, was wir als Lebenserfahrungen in unserem materiellen und kosmischen Gedächtnis abgespeichert haben, wird sich unser Allgemeinbefinden in unserem immer ganzheitlich funktionierenden Organismus manifestieren. Und lief eben nicht alles glatt und harmonisch in unserem Leben, was leider den Normalfall der Schicksale heute darstellt, werden wir krank. Entweder schleichend und chronisch oder heftig in einem dramatischen Einmalereignis, möglicherweise unglaublich schmerzhaft, vielleicht unter Verlust sämtlicher Selbstkontrolle.

Bei genauem Hinsehen auf solcherlei Krankengeschichte fällt es in vielen Fällen nicht sehr schwer, die diagnostizierte Krankheit mit ihren Symptomen und die daraus folgenden Konsequenzen und Anforderungen an die Umwelt den der Krankheit zugrundeliegenden seelischen «Bedürfnissen» des Patienten zuzuordnen. Oft ist eine Krankheit nämlich nur ein Hilfeschrei nach Aufmerksamkeit und Zuneigung, die sich im Erzwingen von Pflege durch Dritte eine Bahn bricht. Das ist nicht zu verurteilen. Es belegt lediglich, dass Zuwendung und Aufmerksamkeit die eigentliche Krankheit «unnötig» gemacht hätte. Aufmerksamkeit, Zuwendung und Zuneigung selber einem anderen zu geben – aus freien Stücken, sind Zeugnis des eigenen freien Willens. Ohne gleichzeitige Forderung, immer als Geschenk für den anderen.

Doch so schlüssig diese Gesetzmäßigkeiten des emotionalen Lebens sind, in der Realität, das wissen wir alle, ist die Umsetzung eines solchen Wissens ungleich schwerer.

Es gibt aber noch andere Bedürfnisse des Menschen als die Gewinnung von Aufmerksamkeit und Zuneigung, die sich in seinem Alltag nicht befriedigen ließen und in der Folge die Symptome einer Krankheit zeitigten. Schaut man in die Dritte Welt, ist bereits Hunger solch ein Bedürfnis, das oft oder gar ständig unbefriedigt bleibt und krank macht, in dem es Mangelerscheinungen manifestiert. Oder der unverarbeitete Tod eines geliebten Menschen, der im eigenen Leben eine Lücke hinterließ, die sich emotional nicht so einfach schließen lässt. Auch das verhasste tägliche Sitzen auf einem unbequemen Bürostuhl (und wir dagegen nichts unternommen haben) kann eine krankmachende Frustration auslösen. Oder selbst ein äußerer Einfluss, der eigentlich unterhalb der eigenen Wahrnehmungsschwelle liegt – wie zum Beispiel das Magnetfeld einer unterirdischen Wasserader, Elektro-Smog oder die radioaktive Exposition – auf die wir aber wieder um so heftiger in ihrer krankmachenden Wirkung reagieren, je angeschlagener unsere Gesamtkonstitution aufgrund emotionaler Grund-Frustrationen ist.

Egal was uns am Ende tatsächlich krank macht – der Körper wird niemals anders können, als sich gegen eine auf der Energie-Ebene unseres Organismus manifestierte Störung zur Wehr zu setzen, was sich letztlich in entsprechenden Symptomen äußert. Jede Krankheit ist eine Notwendigkeit, die aus den äußeren und inneren Umständen des eigenen Lebens resultiert. Ist für den jeweils betroffenen Menschen die «sinnvollste» Alternative, um mit der Gesamtsituation seines Lebens fertig zu werden. Mit der gelegentlich sogar drastischen Konsequenz des Todes.

Eine solche Sichtweise ist keinesfalls zynisch. Krankheit und Tod sind Wege, die unser Körper oder unser (unbewusstes) Bewusstsein letztlich wählen, wenn es für das selbst Erlebte und die eigenen Lebensumstände keine Alternative mehr gibt.

Das mag hart klingen. Aber jeder Mensch hat als Patient ja seinen freien Willen, einen anderen Weg für sich zu suchen. Und etwas Fundamentales an seinen ihn krankmachenden Lebensumständen zu ändern. Tut der Mensch das nicht, wird in letzter Konsequenz unser geschundener Leib diese Entscheidung für uns treffen – und final mit dem Tod des Leibes auf die radikalste nur denkbare Art die Lebensumstände zwangsweise und endgültig «verändern».

Das muss aber auf keinen Fall ein Horrorszenario sein. Der Tod hat ja eigentlich nichts Schreckliches an sich. Und er ist zudem, wie gesagt, völlig unausweichlich für uns alle. Krankheit und Tod sind ein Weg, den wir gehen können, um dieses Ziel zu erreichen – sich auflösen wollen in der totalen Harmonie des Energie- und Informationsraums.

Ein anderer Weg aber könnte es sein, diese absolute Harmonie bereits im Hier und Jetzt unseres Lebens zu erringen. Eben weil wir es wollen. Und weil wir – allein oder unter Zuhilfenahme eines begabten Heilers – damit beginnen, unser Leben von alldem zu befreien, was uns unnötig stresst und Unfrieden bereitet. Und wir beginnen, uns selbst aktiv um das zu bemühen, von dem wir wissen, dass es uns Frieden bereiten und Harmonie bringen wird. Und uns beim Blick in den Spiegel sogar ein Lächeln zeigen lässt.

Damit Krankheit nicht länger die «sinnvollste» aller gelebten Alternativen in unserem emotionalem und materiellem Leben sein muss.

3. PROPHYLAXE

Es liegt auf der Hand, dass – wenn Krankheit vor allem ein Ausdruck von in Unordnung geratenen Lebensumständen sein soll, wir uns um das Wiederherstellen dieser besseren Lebensumstände durch konkrete Maßnahmen bemühen sollten, um so den Weg in eine Krankheit hinein von vornherein zu vermeiden. Gemeinhin nennen wir dieses bewusste Herbeiführen von «gesunden» Rahmenbedingungen für unser Leben «Prophylaxe».

Wir putzen uns zum Beispiel gewöhnlich nach jeder Mahlzeit die Zähne, um die Entstehung von Karies und Parodontose in unserem Mund zu vermeiden. Wir trinken einen heißen Tee oder eine heiße Zitrone, um in der kalten Jahreszeit die Wahrscheinlichkeit einer Erkältung oder Grippe zu reduzieren. Und wir cremen möglicherweise nach dem Duschen unsere Haut diese mit einer feuchtigkeitsspendenden Lotion wieder ein, um die Entstehung von Ekzemen auf der durch die Seife gereizten Haut zu verhindern.

In der bereits diskutierten Systematik der westlichen Schulmedizin – vielleicht hier im Spannungsfeld der eher fernöstlich orientierten Naturmedizin – wären dies lediglich vorbeugende Maßnahmen, die auf die Wahrscheinlichkeit der Entstehung bestimmter (oberflächlicher) Symptome vorauseilend zu reagieren versuchen. Doch – wie anders müsste eine geeignete Prophylaxe aussehen, wenn man der Entstehung von körperlichen Beeinträchtigungen und Krankheiten sowie von deren Symptomatiken auf einer sehr viel tiefer gehenden, energetischen und auch informellen Ebene begegnen möchte? Wo müsste eine geeignete Prophylaxe ansetzen, wenn diese medizinisch immer sinnvolle Vorbeugung wieder den gesamten Menschen in seinem zwölfdimensionalem Energie- und Informationsraum zu ihrer Grundlage macht?

Natürlich auch wieder genau dort – in diesem Feld zwischen Energiefluss (der Natur-Elektrizität und ihren vielfältigen Potentialen) und globaler / kosmischer Information, die uns alle verbindet. Prophylaxe – vor allem auch für den materiellen Leib bedeutet, aus der Sicht von Energie und Information: Das vorbeugende Herstellen von innerer und äußerer Harmonie, am besten lange bevor es zum Entstehen einer Krankheit kommt.

Und mit welchen Techniken und Maßnahmen eine solche ganzheitliche energetische und informelle Prophylaxe erreicht werden kann, dazu in den folgenden Kapiteln im Detail mehr.

3.1. ALTES TESTAMENT VERSUS NEUES TESTAMENT

Wenn Sie in einem christlich-abendländischen Umfeld groß geworden sind, dann kennen Sie sicher diese beiden sich grundsätzlich widersprechenden Prinzipien des Daseins: «Auge um Auge, Zahn um Zahn» – also das Vergeltungsprinzip, wie es die Bibel im Alten Testament beschreibt. Und dem «Wer ohne Sünde bzw. Fehler sei, der werfe den ersten Stein» – also das Prinzip der gegenseitigen Vergebung, wie es uns im Neuen Testament vom ursprünglichen Jesus dem Christus gepredigt wurde.

Vergeltung versus Vergebung. Oder: Auflehnen statt Annehmen der Widrigkeiten des Lebens. Nach welchen Reflex und Prinzip leben wir? – Das ist die alles entscheidende Frage, wenn wir für uns selbst herausfinden wollen, ob wir für eine tiefe, alles umfassende Prophylaxe unserer Gesundheit bereit sind.

Dabei sind diese beiden genannten Prinzipien in dem hier gemeinten Kontext zutiefst spirituell zu interpretieren. Also: Wollen wir alles, was uns in unserem Leben einschränkt und bedroht, mit der Brechstange verändern? Mit Gewalt eine Veränderung erzwingen? Oder nutzen wir das vermeintliche Bedrohungsszenario (etwa durch widrige Umwelteinflüsse), um es in seinen Vorzeichen für uns umzudrehen und zu einer echten Chance unseres Lebens zu machen? – Versuchen wir, den Feind, der uns bedroht – als Umweltgift, als Elektrosmog, als radioaktiven Fallout – mit aller uns zur Verfügung stehenden Macht lediglich niederzuringen? Oder verstehen wir es, die wie auch immer auf uns einwirkende, vordergründig negative Energie für uns selbst zu nutzen und in ein positives Energie-Potential zu verwandeln?

Beides ist möglich und wird Ergebnisse für uns zeitigen. Aber – jeder wird sicher schon jetzt beim Betrachten dieser beiden Prinzipien erkennen, dass letztlich nur einer dieser Wege uns Friede und Harmonie bringen kann. Wir spüren bereits jetzt und intuitiv, welcher der beiden Wege jene «Informationen» und «Energien» in sich trägt, die uns mit uns selbst und unseren Lebensumständen aussöhnen könnten.

Dieses Erspüren jener Alternativen, die uns immer einen Weg des Friedens und damit der Harmonie anbieten wollen, ist die Basis jeder ganzheitlichen Prophylaxe. Die damit natürlich auch die Basis eines jeden Lebenswegs bildet. Die einem hilft, die drohenden Klippen einer Krankheit aus Belastung, Frustration oder Trauma zu umschiffen.

Und das widerspricht übrigens nicht der dargestellten Idee des «Freien Willens», den zu erkennen und zu nutzen hier ja ebenfalls als Beginn eines ganzheitlichen Umdenken hin zu einem wirklich «gesunden» Leben beschrieben wurde. Vielmehr ergänzen sich «Freier Wille» und das «Annehmen» der bestehenden Lebensumstände in ganz vorzüglicher Weise, bzw. bedingen sich wieder gegenseitig. Denn ob wir den Prinzipien des Alten oder des Neuen Testaments der Bibel folgen wollen, ist ja bereits eine ganz bewusste Entscheidung des Freien Willens.

Aus unserer Sicht steckt in einem spirituellen Leben nach den Regeln des Neuen Testaments, das sich an den Regeln eines von allen Dogmen befreiten Jesus Christus ausrichtet, auch ein echter Gewinn an Lebensqualität. Im Sinne des permanenten qualitativen Aufstiegs. Es wird langsam Zeit, zweitausend Jahre nach der Bergpredigt die bereits damals festgeschriebenen Prinzipien der Nächsten- und Selbstliebe endlich auch für uns alle umzusetzen.

Die Richtung, in der ein echter kultureller Fortschritt des Menschseins stattfinden könnte, ist uns allen längst bekannt. Die Sinnhaftigkeit dieser harmoniebasierten Idee des Umgangs miteinander und mit sich selbst erschließt sich jedem, «der guten Herzens» ist und für sich und andere einen echten konstruktiven Weg bei der Lösung der Probleme des Lebens sucht. Warum also gelingt es nicht endlich, diese wirklich heilsamen Prinzipien für uns und alle anderen auch wirklich jeden Tag – und in jeder Dimension unseres Lebens und unseres Seins – anzuwenden?

Die Antwort auf diese Frage – auf diese relative Ungeduld, die einem als Autor dieser Worte beim Schreiben erfasst, ist wiederum eigentlich ganz einfach – ist natürlich: Es war bisher offensichtlich noch nicht die richtige Zeit, dass dieses große Pendel allen Seins auf seinem Weg zwischen Chaos und Ordnung in die Richtung der heilsamen Harmonie mit aller Macht ausschlagen konnte. Aber das wird – früher oder später – passieren, ganz automatisch.

Auch das ist fast wie ein Naturgesetz: diese Dinge werden zwangsläufig für uns oder künftige Generationen auf breiter Front eintreten müssen. Weil es das Harmonie-Level des Lebens auf eine neue Ebene hebt. Und alles Sein nun einmal darauf ausgerichtet ist, solche höheren Niveaus des Seins und des Bewusstseins zu erlangen.

Aber es liegt wieder allein bei uns, bei unserem freien Willen und unserer inneren Einstellung, ob **wir** auch schon bereits jetzt in den Genuss der heilenden Wirkungen einer solchen friedlichen und harmonischen Lebenseinstellung kommen wollen. Und damit auch unsere Umgebung – also die Menschen im Umfeld, die uns lieb und wichtig sind.

3.2. REFLEXE DES STEINZEITMENSCHEN

So wie unser irdischer Leib ab und zu das steinzeitliche Barfusslaufen noch braucht, um durch simple Erdung sein natürliches elektrisches Ladungspotential wieder herzustellen, so unterliegt unser Körper allerdings auch noch ganz anderen Reflexen, die aus den Anfängen des Menschseins stammen und ursprünglich für die damals herrschenden Umweltbedingungen gedacht waren. Welche uns Menschen heute eher im Weg stehen, im Alltag eine harmonische Entspannung von Geist und Seele herzustellen.

Wenn der frühe Steinzeitmensch damals in der afrikanischen Savanne einer Gefahr wie einem angreifenden Löwen begegnete, reagierte sein Organismus unmittelbar. Das extrem viel Energie mobilisierende Adrenalin wurde in rauen Mengen ausgeschüttet und der Körper auf diese Weise «natur-elektrisch» in allerhöchste Alarmbereitschaft versetzt. Der zum äußersten gespannte Körper des frühzeitlichen Jäger und Sammlers musste sich unter den unmittelbar zu wählenden Alternativen «Angriff und Kampf» oder «Flucht» entscheiden, um dem alles Leben beherrschenden Überlebensimpuls Folge zu leisten. War er schließlich mit Kraft, Schnelligkeit oder List der Gefahr entkommen, konnte sich der eben noch extrem unter «Strom» stehende Körper des Steinzeitmenschen auch wieder entspannen – sich ausruhen und regenerieren, bis zur nächsten Herausforderung. Eine dritte Reaktionsmöglichkeit war der Totstellungsreflex.

Genau demselben Verhaltensmuster folgen im Prinzip wir Menschen noch heute, wenn wir einer unmittelbaren Gefahr oder Herausforderung begegnen. Nur die «Löwen» haben sich verändert. Unsere modernen existentiellen Bedrohungen warten heute zum Beispiel im Arbeitsleben auf uns, wenn wir uns an immer perfektionierteren Erwartungen von Vorgesetzten oder der Gesellschaft orientieren müssen. Wenn jeder Fehler, der uns unterläuft, allenfalls als Versagen gewertet wird, was uns wiederum «auffressen» oder gar in unserer Existenz vernichten könnte.

Vielfach muss der moderne Mensch perfekt «funktionieren», muss den Herausforderungen immer und unter allen Umständen gewachsen sein. Muss jede Situation bewältigen können und stets gewährleisten, dass sich andere auf ihn unbedingt verlassen können. Erfüllt jemand diese in ihn gesetzten Erwartungen nicht, wird man oft von der Gesellschaft oder vom sozialen

Umfeld gemaßregelt, im schlimmsten Falle isoliert und ausgeschlossen. Aber allein schon die Bedrohung durch dieses Schuld- und Bestrafungs-Szenario ist im täglichen Wettlauf des Lebens eine unglaubliche Belastung. Mit gleich zwei für den Menschen sehr schlimmen Begleiterscheinungen:

Es gibt den perfekten Menschen nicht, der alles richtig macht und in jeder Situation die optimale Entscheidung trifft. Fehler lassen sich im Allgemeinen sehr gut beheben und korrigieren. Doch dazu gehört, dass man diese Fehlerhaftigkeit annimmt. Und nach einem geschehenen Fehler den Blick nach vorne richtet und sich mit ganzer Kraft der Zukunft widmet. Die fehlerbehaftete Vergangenheit loslässt, um nicht in ein neues Trauma zu fallen.

Die wenigsten Menschen können das heute schon. Stattdessen «reitet» man auf der eigenen Fehlerhaftigkeit herum, ohne zu merken, wie diese damit immer bedrohlicher wird. Wir sollten unsere Fehler «loslassen», wenn wir deren Folgen nach bestem Wissen und Vermögen zu korrigieren versucht haben. Alles andere wäre, in Bezug auf die eigene Gesundheit und Harmonie, dumm oder gar verheerend.

Die zweite schlimme Begleiterscheinung: Wir modernen Menschen, bzw. unsere Körper, kennen diese dem Stress zwangsweise folgende Phase der absoluten Entspannung so gut wie gar nicht mehr. Weil wir in einer Umwelt leben, in der uns eine erdrückende Fülle von elektromagnetischen Feldern als Elektro-Smog, eine wachsende Exposition von allgegenwärtiger Radioaktivität, aber auch von Lärm und Lichtverschmutzung permanent in «Erregung» halten. Wir sind einer kontinuierlichen, ständig steigenden Überreizung unseres Organismus ausgesetzt, die eine echte Entspannung unseres natur-elektrischen Hochleistungskörpers eigentlich gar nicht mehr erlaubt.

Selbst wenn wir glauben, wir würden doch schlafen und uns in dunkler Nacht regenerieren – die Schlaf-Forschung zeigt etwas anderes. Die Erregungszustände unseres Organismus verharren rund um die Uhr auf einem – gegenüber dem Steinzeitmenschen – unnatürlich hohem Level. Geistiger, emotionaler und energetischer Stress erreicht uns praktisch überall und beeinflusst unser Wohlbefinden. Unsere Harmonie. Und letztlich auch unsere Gesundheit.

Ein Ausweichen dieser Belastung gibt es so gut wie nicht mehr. Was aber möglich ist – und was aus Sicht einer präventiven Gesundheitsvorsorge von uns modernen Steinzeitmenschen auch unbedingt geboten scheint – ist eine aktive oder passive Modellierung der auf uns einwirkenden elektrischen Potentiale und Felder, und zwar derart, das aus negativ wirkenden Potentialen solche werden, die der menschliche Organismus über seine Antennen und Leitungsträger zu nutzen und zu verwerten wissen.

Energetische Prophylaxe heißt in diesem Kontext, die Entspannungsleistung des eigenen Körpers dadurch zu begleiten und zu unterstützen, dass Entspannung verhindernde energetische (= feld-elektrische und radioaktive) Einflüsse in ihrer Feld- und Wirk-Matrix ggf. so verändert und manipuliert werden, dass sie anstatt einer belastenden und schädigenden Wirkung im menschlichen Körper eine aufbauende und auch regenerierende, mindestens aber eine wirk-neutrale Systematik annehmen können. Oder wiederum anders ausgedrückt: Aus schädlicher Strahlung wird eine passiv und aktiv harmonisierende Strahlung, oder auch nur eine neutrale.

Solche Feld- und Strahlungswandler gibt es heute bereits in einer Vielzahl von Variationen und Ausstattungen. Sie alle dienen dazu, uns im täglichen Überlebenskampf mit seinen Herausforderungen und Anspannungen immer wieder auch Momente der echten, tiefen Entspannung zu verschaffen und zu ermöglichen. Denn nur mit dem Erreichen wirklich tiefer Entspannung wird unser Körper in die Lage versetzt werden, immer wieder auch seine (energetische) «Mitte» zu finden zwischen dem Aktions- und dem Entspannungsmaximum. Seine Harmonie mit dem Innen und Außen.

3.3. SICH SELBST LIEBEN LERNEN

Kommen wir noch einmal zurück auf dieses besondere Momentum des Menschseins, dass uns Fehler machen lässt. Welche Emotionen, welche Gefühle haben Sie, wenn Sie jetzt einmal darüber nachdenken, welche «Fehler» Ihnen in Ihrem Leben bisher so schon alles unterlaufen sind? Schwingt da bei diesem Erinnern der Gedanke des «Scheiterns» mit? Oder gar der der «Sünde»?

Und nun hadern Sie mit sich, weil aufgrund Ihres Fehlers oder Ihres Scheiterns Ihr Leben möglicherweise einen ganz anderen Verlauf genommen hat, als sie es sich vielleicht gewünscht und erhofft hatten. Unter Umständen ist da deswegen Wut bei Ihnen über sich selbst. Hochschäumende Emotionen, die wieder wach werden. Jetzt, da Sie sich an gewisse Fehler noch einmal erinnern.

Wie schon einmal gesagt: Eine solche Wut über sich selbst, weil man einen Fehler begangen hat – egal wie weitreichend die Konsequenzen daraus auch sein mögen, ist eine in unserer westlichen Welt kulturell anerzogene Empfindung. Sie hat mit unserem wahren Menschsein nichts, aber auch gar nichts zu tun. Und wir alle sollten intensiv daran arbeiten, diese selbst durch und durch falsche kulturelle «Programmierung» zu überwinden – um wieder zu lernen, uns so anzunehmen, wie wir sind. Zu lernen, uns wieder selbst zu lieben. Und alles, was uns davon abhält, loszulassen.

Energetische Harmonie, wie sie zum Erreichen eines gesunden Lebens bereits im Hier und Jetzt unbedingt geboten erscheint, hat sehr viel mit dem Begriff «Liebe» zu tun. «Liebe» selbst ist erstmal nur ein Wort. Aber unser Nachdenken und Fühlen über dieses Wort öffnet uns unmittelbar einen großen «Informations»-Horizont, was an Dimensionen in diesem Wort mitschwingt. Liebe ist mild, sie ist – auch als Selbstliebe – nicht selbstsüchtig. Die Liebe duldet alles, verzeiht alles. Sie rechnet das Negative nicht an. Sie bläht sich nicht auf. Sie fordert nicht. – Wer vermag es von uns, nur schon mit sich selbst so umzugehen?

Wir trafen eine falsche Entscheidung – na und? So ist das Leben eben. Wir haben bestimmt nicht willentlich falsch entschieden. Wir dachten, es wäre die beste Alternative. Wir übernehmen die Verantwortung für diesen Fehler, tragen die Konsequenzen. Und versuchen es beim nächsten Mal besser zu machen. Das Leben ist nämlich immer Versuch und Irrtum, auf diesem ständig oszillierenden Pfad zwischen Chaos und Erstarrung hin zur absoluten Harmonie in unserem Leben, die es eben nicht sofort gibt – sondern erst, wenn wir den Weg dahin mit allen seinen Höhen und Tiefen gegangen sind.

«Liebe deinen Nächsten wie dich selbst» – mehr Religion und Gebote braucht es im Leben eigentlich gar nicht; das wissen wir alle. Es ist der Grundbaustein aller modernen Ethik. Und wenn wir bereits den Part schaffen «Liebe... dich selbst!», sind wir auf dem bestmöglichen Weg durchs Leben.

Es ist ein Irrglaube der Gesellschaft, dass sich der Wert eines Menschen nur nach dem Leistungsprinzip definieren soll. Dass nur derjenige zählt, der «es geschafft» hat – wirtschaftlich, ökonomisch. Der «mehr» errungen hat im Kampf des täglichen Lebens als die anderen. Es ist ein Irrweg, dass sich der Mensch seinen Platz im Sein und in seiner Gesellschaft angeblich erst «erkämpfen» muss, um auch einen Wert für die Allgemeinheit zu haben.

In einer anders ausgerichteten Weltanschauung hat der Mensch seinen absoluten Wert als Mensch schon dadurch, dass er «ist». Der Mensch muss sich und anderen nichts mehr durch Leistung beweisen, nur damit er anerkannt und akzeptiert wird. Er wird anerkannt und akzeptiert, weil er Mensch ist; und damit Ausdruck und Medium der Lebensenergie im Hier und Jetzt, mit der wir und alle anderen verbunden sind. Von der wir immer gemeinsam ein Teil sind. Untrennbar. Unveränderlich. Kinder Gottes.

Es gilt für uns Menschen zu lernen und zu akzeptieren, dass unsere völlig überdrehte Leistungs- und Konsumgesellschaft auf einem fatalen und falschen Menschenbild und Wertesystem aufbaut, das fast alles in unserem Leben ins Gegenteil von dem pervertiert, was für uns Menschen eigentlich sinnvoll und gesund ist.

Es passiert nicht von Ungefähr, dass der Preis, den wir bezahlen müssen für die ständig steigenden Anforderungen in der heutigen Leistungsgesellschaft, sich in einem explosionsartigen Anstieg von Burnouts zeigt. Auch Krebsraten, Herz-Kreislauf-Erkrankungen, Diabetes – also all das, was wir gerne als Zivilisationskrankheiten bezeichnen – nehmen weltweit dramatisch zu, obwohl wir uns immer teurere Gesundheitssysteme leisten. Es muss hier also wirklich etwas Fundamentales falsch laufen.

Aber – eigentlich ist es ja auch kein Wunder, dass wir diese fehl geleitete Entwicklung mit einem völlig unangemessen teuren Gesundheitswesen «bezahlen» müssen – so sehr, wie sich dieses heillose Wettrennen um mittlerweile aberwitzige Vermögen in unserer Gesellschaft verselbstständig hat. Wir «zahlen» für den körperlichen, seelischen und vor allem «energetischen» Schmerz, den uns dieser unablässige Wettlauf um die vordersten Plätze mittlerweile bereitet.

Doch anstatt für diesen Schmerz tatsächlich vor allem mit Lebensenergie und Gesundheit zu bezahlen, haben wir eben auch die Möglichkeit und Alternative, aus diesem Wettlauf zumindest ein stückweit «auszusteigen». Innezuhalten. Sich des Wertes des Lebens wieder bewusst zu werden. Und aufzuhören, sich den menschenverachtenden Regeln der Leistungsgesellschaft zu unterwerfen. Nicht mehr darauf zu warten, dass einem der nächste Bonus oder die nächste Gehaltserhöhung den eigenen Selbstwert bestätigt. Sondern erkennen, dass ich auch bereits jetzt – und eigentlich schon immer seit Geburt an – meinen absoluten Wert schon habe. Für mich, für andere. Die mich annehmen wollen, so wie ich bin.

Aber zuallererst eben für mich selbst!

Wir sind wertvoll, wie wir geboren wurden. Wie wir sind. Wir dürfen uns deshalb selber lieben – auf diese sanftmütige und nachsichtige Art, wie es ein Jesus Christus unendlich viele Male auch gepredigt hat. Und wie es sich bisher doch nicht in unseren Köpfen und Fühlen durchsetzen konnte.

Wir können uns annehmen, so wie wir sind. Und mit allem, was wir so erlebt und zu verantworten haben. Und auch mit dem, wo wir stehen. Und wie andere vielleicht auf uns herabblicken.

Diese Selbstliebe, die uns innere Harmonie verschafft und uns mit uns selbst aussöhnt, hat dabei nichts mit falschem Stolz und destruktiver Überheblichkeit zu tun. Sanftmut und Nachsicht sollte diese Selbstliebe auszeichnen, nur dann wird sie uns auch diesen inneren Frieden bereiten, von dem aus ein erfülltes, glückliches und eben auch gesundes Leben wirklich realistisch und möglich wird.

3.4. «SÜNDE» ÜBERWINDEN, FEHLER KORRIGIEREN

Neben der Überwindung des Leistungsprinzips in unserer Gesellschaft, vor allem in unserem eigenen Denken und Fühlen, kommt in einer zur allgemeinen Gesundheits-Prophylaxe notwendigen Bewusstseinsveränderung des Menschen der Überwindung der «Sünde» oder des «Sünde-Strafe-Prinzips» eine herausragende Bedeutung zu. Das traditionelle christlich-abendländische Wertesystem lehrt uns, dass wir Menschen «sündhaft» seien, alleine weil wir Menschen sind. Alleine göttliche Gnade könnte uns von dieser Sündhaftigkeit wieder befreien.

Diese Art der Ethik und des damit verbundenen Menschenbildes wurde uns vom Säuglingsalter an quasi mit der Muttermilch eingeimpft. Selbst wenn wir glauben, dieses am Ende immer zu Unfreiheit und Unfrieden führende System der geistigen Restriktion längst überwunden zu haben, steckt in unseren unbewussten Vorurteilen, unbewussten Verhaltensweisen, unseren unbewusst gesteuerten Antipathien und Sympathien immer noch dieses falsche, aber grundlegende Prinzip der (Erb-)Sünde.

Vor allem im Umgang mit der Sexualität, scheint dieses Sünde-Prinzip sehr resistent gegen jede Veränderung im Denken und Fühlen der Menschen verankert zu sein. Trotz der sexuellen Befreiung durch die 68er- und die Hippie-Bewegung, trotz der Aufklärungsfilme eines Oswald Kolle, trotz der immer weiter fortschreitenden Emanzipation der so viele Jahrhunderte im Patriarchat unserer Gesellschaft unterdrückten Frauen verliert die Jahrtausende alte Stigmatisierung der Sexualität als «Sünde» nur langsam an Kraft, vor allem unter dem oft noch sehr starken Einfluss aller monotheistischen Religionen. Dabei ist diese Stigmatisierung des Sexes keine originäre Idee der jeweiligen Ur-Religionen; diese trat religionshistorisch immer erst dann dazu, wenn aus einer spirituellen Idee und Lehre ein hierarchisches (männlich dominiertes) Herrschafts-Instrument wurde.

Die Folge dieser «Verirrung», wie wir es einmal an dieser Stelle nennen wollen: Da der restriktive Blick auf die Sexualität dem (biologischen; auch naturelektrischen) natürlichem Sehnen des Menschen nach Vereinigung, Zärtlichkeit und Befriedigung grundsätzlich entgegensteht, erleidet der Mensch zwangsläufig Frustrationen in seinem nun gar nicht mehr unbefangenen und natürlichen Umgang und Erleben der Sexualität. Man kann das auch natur-elektrische Energie-Blockade nennen. Die Lebens-Energie, die im Ausleben der zwischenmenschlichen Nähe durch Zärtlichkeit und Vereinigung fließen will, wird durch künstlichen Einfluss behindert.

Wir begrenzen uns selbst und behindern dadurch das Fließen unserer Lebensenergie, weil unser Denken, Fühlen und Handeln in einem künstlichen, falschen Korsett steckt. Das uns die Freiheit des Denkens und des Handelns nimmt – uns dafür mit Frustrationen zurücklässt, die sich in vielerlei organischen Beschwerden und auch in Perversionen ausdrücken können.

Außerdem entsteht daraus sehr oft auch körperliche Gewalt, die sich dann gegen sich selbst (Borderline), aber auch gegen andere richten kann. Die «Frustrations-Aggressions-Theorie» geht in Teilen sogar so weit, dass sie jede Form von Gewalt in unserer Welt auf diese sexuellen Frustrationen (vor allem im Kindes- und Jugendalter) zurückführt. Wobei mit «sexuellen Frustrationen im Kindes- und Jugendalter» nicht automatisch irgendeine Form von sexuellem Missbrauch gemeint sein muss, wie man vielleicht vermuten könnte.

Sehr viel gegenwärtiger sind sexuelle Frustrationen, die aus einem Mangel an körperlichen Zärtlichkeiten zwischen Kind und Eltern entstehen; oder durch falsches Reagieren von Erwachsenen auf kindliche Spielereien wie etwa «Doktorspiele». Gerade in falschen Reaktionen von Erwachsenen auf dieses unbefangene Entdecken der eigenen Sexualität bei den Kindern (die bei den Eltern meist auf dem verkorksten Bild von Sexualität als «Sünde» beruhen) entstehen viele Traumata, die sich später dann in Gewalt oder aber in eigenen gesundheitlichen Blockaden und Beschwerden in einer energetisch pervertierten Form nach Außen hin wieder Ausdruck verschaffen.

Wahre geistige und emotionale (und damit energetische) Freiheit bedeutet, den Begriff der Sünde mit allen seinen verheerenden, in unseren Synapsen tief verwurzelten Empfindungen und Dogmen, «herauszureißen». Das geht nicht eben mal so. Das bedarf gewöhnlich eines weiten Erkenntnis-Weges bei uns fehlgeleiteten Seelen, der manchmal auch sehr schmerzhaft sein kann, wenn wir uns dabei mit unseren eigenen Frustrationen aufgrund vermuteter und uns unterstellter «Sündhaftigkeit» auseinandersetzen müssen. Doch, wenn wir lernen wollen, uns selbst zu lieben, kommen wir um diesen Abschnitt des Weges, der uns die «Sünde» als Schuldprinzip überwinden lässt, nicht herum.

Sünde gibt es nicht. So einfach ist es oder könnte es zumindest für uns sein. Es gibt lediglich Fehler, die wir manchmal begehen. Das gehört ganz natürlich dazu. Aber das ist eigentlich niemals ein Problem, das nicht durch aktive Tat wieder behoben werden könnte. Manchmal müssen wir Konsequenzen aus unseren Fehlern tragen, auch solche, die weh tun. Und uns erst einmal wohin führen, wo wir eigentlich nie hin wollten. Doch wenn wir lernen, diese Wirrungen unseres Lebens wiederum anzunehmen, weil sie auf Folgen unseres bewussten Tuns basieren, werden wir feststellen, dass alles, was uns geschieht, Teil unseres Weges ist, zum Erreichen der absoluten Harmonie unseres Lebens.

Und: Es gibt keine Strafe. Und deshalb auch keine durch Leistung zu erringende Gnade. Es gibt nur unser Wollen mit allen seinen Facetten. Unser Wollen mit seinen Fehlern. Unser Sein mit allen Sympathien für uns selbst und alle anderen. Unser Handeln mit seinen Folgen und Konsequenzen. Unser Leben mit allen seinen Höhen und Tiefen, Wundern und Herausforderungen.

Alles was uns passiert und geschieht ist Teil unseres Weges, den wir mit unserem Sein und unserem Bewusstsein bedingen und herausgefordert haben. Wir können alles, was uns passiert und geschieht, annehmen und tragen, oder genießen und in neue und weitere Kraft umsetzen. Es gibt keine Schuld. Es gibt nur Verantwortung – für mich, für meinen Nächsten.

Es gibt keine Erlösung – weder im Diesseits noch in einem Jenseits. Es gibt nur die Befreiung des Bewusstseins von falschen Dogmen, die Entfesselung der Liebe – zu sich selbst und zu anderen; die eigentlich eine Befreiung unserer (natur-elektrischen) Lebens-Energie ist. Es gibt keinen Tod und kein Jüngstes Gericht. Es gibt nur diese unveränderliche Energie, deren untrennbarer Teil wir sind.

«Sünde» überwinden, Fehler korrigieren. So einfach könnte das Leben sein, um seine Harmonie und damit auch als direkte Folge seine Gesundheit (wieder) zu finden.

3.5. «DÜRFEN» STATT «MÜSSEN»

Einen Gang zurückschalten – oder auch zwei – im täglichen Wettlauf des Lebens. Ein wenig gelassener werden mit sich und anderen. Zur Ruhe kommen, Frieden finden – mit sich und allen anderen. Das Leben nicht mehr als einen ständigen Wettbewerb zu begreifen, in dem es darum geht, der Erste, der Beste, der Schnellste zu sein. Oder darum, durch ein besonders sittsames Dasein einen Platz in einem jenseitigen Paradies zu erlangen. Seine Mitte finden. Im Handeln. Im Denken. Im Fühlen. Eben in allen Bereichen des Lebens. So sieht eine gesundheitliche Prävention aus, die nicht nur Symptome für irgendwelche Beschwerden vermeiden will, sondern ganzheitlich bereits dort ansetzt, wo der Ursprung allen Schmerzes liegt: In unserem (Unter)-Bewusstsein, und damit in all diesen großartigen Dimensionen aus Energie und Information, die uns als Mensch erst zu dem machen, was wir sind.

Wenn man all das, was wir in den letzten Kapiteln dieses Buches an emotionalen und spirituellen Prophylaxe-Maßnahmen zu beschreiben versucht haben, einmal in einem Kern – in einem Fazit – zusammenfassen wollten, käme man zu einem ganz einfachen Schluss: Wir müssen den Zwang aus unserem Leben herausnehmen, wenn wir unser Leben wirklich nachhaltig zu einem Besseren verändern wollen. Oder eigentlich: Wir «dürfen» uns vom «Müssen» verabschieden, wenn wir wahre Freiheit des Geistes erringen wollen, mit einem dann zwangsläufig auch befreiten energetischen Leib.

Das heißt nicht, dass es für uns keine «Regeln» mehr geben soll in der Gestaltung des Lebens und vor allem des sozialen Zusammenlebens. Nein, es gilt die bereits genannte vornehmste der humanistischen Regeln: Liebe deinen Nächsten wie dich selbst. Verlange vom anderen nichts, was du nicht selbst für ihn zu leisten bereit bist. Und leiste es dann für deinen Nächsten zuerst. Weil du es «darfst» – niemals weil du es «musst».

Entscheidend ist letztlich immer die innere emotionale Einstellung und Motivation zu dem, was ich tue. Aus welchem eigenen Geist heraus bestimmen sich meine Handlungsweisen? Sind sie Ausdruck meines freien Willens und einer inneren Harmonie mit mir selbst und Allem? Oder erfolgt das Handeln aus dem Geist einer Pflichterfüllung heraus oder als Reaktion auf irgendwelche Erwartungshaltungen, die an uns gerichtet sind – und die unserem eigenen Wollen und Fühlen im Grunde aber widerstreben?

Vielleicht denken Sie jetzt: Das klingt ja ganz toll. Aber wer kann schon so ein perfekt mit sich und allen anderen harmonierender Mensch sein – außer eben eine Ausnahmepersönlichkeit wie ein Jesus Christus; oder Buddha? – Darum geht es nicht. Auch dieses Streben nach äußerster Harmonie ist wiederum kein Wettlauf um den «harmonischsten» Menschen.

Es geht um den Versuch, die äußeren, für das eigene Denken und Fühlen destruktiven Zwänge zu überwinden. Es geht um das Beginnen dieses Veränderungsprozesses. Um diese allerersten Schritte auf dem Weg einer grundlegenden Veränderung des eigenen, ganzheitlichen Lebens. Es einfach zu tun. Es einfach auszuprobieren. Einfach zu schauen, was passiert, wenn die alten Grenzen durchbrochen oder überschritten werden. Und heraus zu finden, was einem gut tut. Was einen selbst wieder lächeln lässt, einem Frieden und Harmonie bringt.

Und sich dann aber auch nicht wieder davon entmutigen lassen, dass wir ja immer als Mensch auch wieder Fehler machen, erneut straucheln werden. Wenn wir die daraus erwachsenden Herausforderungen und Verantwortungen annehmen und zu bewältigen versuchen, wird uns die begonnene Veränderung in unserem Leben weiterbringen auf unserem Pfad zur Harmonie und Gesundheit. Solange wir uns nicht dem permanenten Fluss des Lebens einfach ergeben ausliefern, sondern unsere eigenen Energie- und Informations-Potentiale aktiv nutzen. Die ja immer auch die Energie- und Informations-Potentiale des gesamten Universums sind.

Es ist sicher nicht vermessen zu behaupten, dass die Menschen offensichtlich immer mehr krank oder verbittert werden, weil sie sich dieser wunderbaren, natürlichen Dynamik des Lebens permanent widersetzen. Die Lebenserwartung in unserer Hemisphäre steigt zwar seit Jahrzehnten kontinuierlich an. Aber – die Lebensqualität sinkt laufend, und die Quote der schweren oder chronischen Erkrankungen nimmt gleichzeitig zur steigenden Lebens-Erwartung überproportional zu.

Dabei ist eine Veränderung eines im höchsten Maße unbefriedigenden Lebensentwurfs so einfach zu erreichen. Durch ein Ändern der Vorzeichen: Statt Zwang – Freiheit der eigenen Entscheidung. Statt Dogma der Gesellschaft – freier Wille. Statt «Sünde» menschlich vertretbare Verhaltensweisen und Fehler, zu denen man stehen und die man meist korrigieren kann.

Und wenn einem das alles dennoch zu schwierig oder zu ungewohnt erscheint – man muss diesen Weg der Veränderung ja nicht alleine gehen. Es wird immer andere geben, die einem helfen und unterstützen können. Die einem als Lehrer, Heiler oder einfach nur als Gesprächs- und Diskussionspartner zur Seite stehen bei der eigenen Suche nach dem individuell «richtigen Weg».

Alles hier Beschriebene ist letztlich nur Hinweis zu einem möglichen (neuen) Lebensweg. Es gibt kein Modell, dem alle in gleicherweise folgen können. Es gibt nur die Suche – und damit überhaupt erst die Möglichkeit des Findens – eines ganz persönlichen Weges hin zur vollkommenen Harmonie, als Basis unseres Wohlbefindens.

3.6. NAHRUNG(ERGÄNZUNGSMITTEL)

Die Tatsache, dass der Mensch zu allererst ein natur-elektrisch aufgebauter Mensch ist, dessen «Leben» allein auf der Dynamik und den Potentialen dieser Elektrizität (in Form von chemischer, statischer oder auch mechanisch erzeugter Elektrizität) gegründet ist, erscheint uns allen vielleicht logisch, ist aber in ihren Konsequenzen noch lange nicht in unser Bewusstsein eingedrungen. In dem Umfang, wie es mit Blick auf die allgemeine Gesundheits-Entwicklung in unseren Gesellschaften auch möglich sein müsste.

Natur-Elektrizität baut in Bezug auf unseren biologischen Organismus überwiegend auf Nahrung auf, die wir täglich von Kindesbeinen an zu uns nehmen. Nahrungsaufnahme ist aus der Perspektive der natur-elektrischen Dynamik unseres Organismus eigentlich nichts anderes, als die Versorgung des Körpers mit neuen (chemisch-)elektrischen Potentialen – soweit es den Stoffwechsel betrifft. Und von Baumaterialen zur Vervielfältigung von Körperzellen aller Art. Doch uns interessiert an dieser Stelle erst einmal nur die reine Stoffwechsel-Systematik unseres Körpers.

Soll in einem Motor oder Kraftwerk, eine Energie freigesetzt werden, um eine bestimmte Form von Arbeit zu ermöglichen, muss ein ganz bestimmtes ideales Energie-Niveau zur Verfügung gestellt werden, damit diese «Arbeit» bestmöglich geleistet werden kann. Dabei muss der verwendete «Kraftstoff» bestimmten Anforderungen genügen.

Bei uns Menschen, die wir auf zellularer Ebene schier unendlich viele solcher «Kraftwerke» betreiben, erfüllt Nahrung die Funktion des Kraftstoffes. Grundsätzlich kann der menschliche Organismus unglaublich viele «Qualitäten» von Nahrung als Kraftstoff verarbeiten. Doch ist schon beim Blick auf die Teller der Menschen und auf ihre Körper klar, dass jede Form von Nahrung – geeignet oder ungeeignet - ihre ganz eigenen «Wirkungen» erzielt.

Im Jahr 2012 gab es in Deutschland den Versuch des Fernsehkochs Tim Mälzer, durch einen konsequenten Vergleich der Wirkungen von Fastfood, deutscher Hausmannskost und mediterraner Küche zu bestimmen, welches Essen für den Menschen «gesünder» sei – in Bezug auf Nährwert, Vitamin-Versorgung und organische Wirkungen. Die Ergebnisse, die von zwei wissenschaftlichen Instituten begleitet wurden, überraschten: Grundsätzlich gab es keinerlei Unterschied bei den drei Ernährungsvarianten, was die Auswirkungen auf die

Körper der Probanden betraf. Alle denkbaren gemessenen Blutwerte blieben bei allen Probanden der drei Essens-Gruppen auf einem nahezu identischen Niveau. Woraus die beteiligten Wissenschaftler und Fernsehkoch Tim Mälzer schlossen, dass der menschliche Körper mit jeder Form von Nahrung erst einmal sehr gut zurechtkommt – und sich aus dem zur Verfügung gestellten Nahrungsangebot gezielt das heraussucht, was er braucht und was für ihn am besten ist.

Einziger Unterschied bei den drei Ernährungsvarianten: jene Gruppe, die sich im Test-Zeitraum allein von Fastfood (Hamburger, Pommes, Frittiertes) ernährte, war – da man die Portionen nach dem enthaltenen Energiewert (Kalorien) abmaß – nie wirklich satt. Was zur Folge hatte, dass der Drang nach «mehr» Essen andauernd vorherrschte. Hier, so die Tester, liege das eigentliche Problem von Junkfood – man esse hiervon übermäßig viel, bis sich endlich ein Sättigungsgefühl einstelle. Übergewicht, also die Einlagerung von überschüssiger «Energie» in Form von Körperfett, mit allen emotionalen und körperlichen negativen Wirkungen sei die Folge.

Ein «Zuviel» an Energie für den menschlichen Körper ist also schädlich wie wohl auch ein «Zuwenig». Vergleichbar mit einem zu «fetten» Kraftstoff-Gemisch, das früher bei Vergaser-Motoren die Lebenserwartung des Aggregats massiv negativ beeinflussen konnte. Allerdings muss und kann die Nahrung, die wir Menschen in uns aufnehmen, noch ungleich viel mehr «leisten» als nur «den Motor am Laufen» zu halten.

Wir alle kennen ja zum Beispiel bereits das Problem der «freien Radikale», diese aggressiven, mit einer wirklich schädlichen negativen Ladung versehene Moleküle in unserem Körper. Sie können auch, neben schädlichen Umwelteinflüssen wie etwa Radioaktivität, durch schlechte Ernährung oder Elektrosmog entstehen. Aufgrund ihrer (negativen, also organisch schädlichen «positiven») elektrischen Ladung greifen sie andere Moleküle in den Bausteinen unserer Zellen an, um diese allenfalls zu zerstören (durch organisch destruktiven Elektronenübertrag von den Atom- und Molekülhüllen von Zellbausteinen, die eigentlich nicht für einen solchen «Stoffwechsel» vorgesehen sind, hin zum freien Radikal).

Neutralisiert werden können diese freien Radikale, die heute die größte «künstliche» Gefahr für den menschlichen u.a. durch die sogenannten «Antioxidantien». Sie stellen überwiegend bestimmte Nahrungsbestandteile dar, die den relativen schädlichen Elektronen-Mangel von freien Radikalen im Körper wieder ausgleichen, indem sie einfach andere freie Elektronen leicht in den Körper einbringen. «Antioxidantien» unterdrücken auf diese Weise die anderen, sonst schädlich wirkenden Redox- oder auch Oxidations-Reaktionen von freien Radikalen in den Zellen (Elektronen-Übertrag) mit den sensiblen Zellbausteinen und verhindern so deren Zerstörung.

Auf diese Weise wirken «Antioxidantien» als «Radikale-Fänger» sogenanntem «oxidativem- oder Nitro-Stress» in den Zellen entgegen, wobei dieser als mitverantwortlich gilt für den Alterungsprozess von Organismen. Auch für eine Reihe von Krankheiten wie Krebs, Arteriosklerose, Diabetes mellitus oder Alzheimer.

Lebensmittel, die im Rahmen einer ausgewogenen Ernährung immer noch den besten Weg darstellen, diese schädlichen freien Radikale in unserem Organismus zu neutralisieren, basieren mehrheitlich auf farbigen Früchten und Algen, wobei vor allem die Zufuhr von Vitamin C (Zitronen- bzw. Ascorbinsäure) und E sowie von sogenannten Isoflavonoiden (= Pflanzenfarbstoffe) im Zentrum der gewollten, positiven Wirkung stehen.

Bestimmte ausgesuchte Pflanzen können zudem erfahrungsgemäss gezielt auch einzelne Organe stärken. Vor allem über die Entgiftungsorgane Leber, Galle und Nieren können so fett- und wasserlösliche Stoffwechselprodukte oder Toxine besser ausgeschieden werden.

Wer seinem Organismus darüber hinaus noch etwas Gutes tun möchte oder aufgrund einer relativen Mangelernährung tun muss, kann auch auf Nahrungsergänzungsmittel zurückgreifen, die diese Pflanzenwirkstoffe und Vitamine gezielt und hochkonzentriert in den Stoffwechsel des Menschen einbringen. Verbunden mit einer ausreichenden Zufuhr wirklich guten Wassers können Sie so die Gesunderhaltung von Körper, Geist und Bewusstsein schon auf energetischer Ebene fördern, auch wenn solche Nahrungsergänzungsmittel nie ganz eine abwechslungsreiche und ausgewogene Ernährung ersetzen können (z.B. Vemma oder Kyäni).

3.7. **SÄURE-BASEN-HAUSHALT**

Eine Messgröße bzw. ein Parameter der Überlastung des menschlichen Organismus mit freien Radikalen – oder auch einer Unterversorgung mit freien Elektronen tragenden Molekülen bildet der sogenannte «Säure-Basen-Haushalt» im Körper. «Säure-Basen-Haushalt» ist dabei eine übergeordnete Bezeichnung für verschiedene physiologische Regelmechanismen im Organismus nach dem Prinzip der Homöostase (bezeichnet die Aufrechterhaltung eines Gleichgewichtszustandes eines offenen dynamischen Systems durch einen internen regelnden Prozess; = Selbstregulation des Körpers).

Der Säure-Base-Haushalt mit seinen verschiedenen Prozessen hält den Ablauf der notwendigen Stoffwechselvorgänge in den Körperzellen entsprechend eines pH-Wertes von 7,4 (±0,05) im Blut aufrecht. Zur Regulierung des dafür notwendigen Säure-Basen-Gleichgewichts tragen Puffereigenschaften des Blutes und der Gewebe (Zellen) sowie der Gasaustausch in der Lunge (vor allem das Abatmen des Säure-Bildners Kohlendioxid) und der Ausscheidungsmechanismen der Niere bei. Störungen im Säure-Basen-Haushalt des Körpers führen zu Azidose (Übersäuerung) oder Alkalose (Untersäuerung) und können sich für den Menschen lebensbedrohlich auswirken.

Wie bereits im vorangegangen Kapiteln erläutert: Störungen des Stoffwechsels – und damit auch von außen bewusst gesteuerte, entsprechende Regulierungen – wirken über die Nahrungsaufnahme oder die elektromagnetischen Felder in den Körper ein. Aber auch schon große körperliche Anstrengungen oder übermäßiger Sport können den Körper bekanntlich übersäuern, (mit erhöhtem Laktat = links-drehender Milchsäure) was leicht an der dann stark erhöhten Atemfrequenz und einer viel tieferen Atmung als gewöhnlich erkennbar ist. Beides Ausdruck eines starken Ausscheidens des körperschädlichen, «sauren» Kohlendioxids, das beim erhöhten Energieumsatz in den Körperzellen entsteht.

Eine krankhafte Übersäuerung des Körpers wird jedoch meist durch die übermäßige Aufnahme Säure bildender Nahrungsmittel verursacht. Dazu gehören besonders jene Gruppen, welche vor allem durch ihre elektrische Ladungen tragenden Mineralien und Moleküle, in Blut und den Körperzellen über ihre freien Elektronen-Gruppen den pH-Wert absenken (eben durch Bildung freier Radikale), und dabei das entsprechende Puffersystem des Blutes und der Gewebeflüssigkeiten belasten:

Dies sind tierische Eiweiße aus Fleisch, Wurst, Fisch und Eiern, Milch und die meisten Milchprodukte, Sojaprodukte, Teig- und Backwaren, Süßspeisen, kohlensäurehaltiges Mineralwasser sowie Cola und andere sprudelnde Softdrinks, Kaffee, Alkohol, synthetische Lebensmittelzusatzstoffe wie Konservierungsstoffe, künstliche Farbstoffe, Geschmacksverstärker (Glutamat), Süßstoffe wie z. B. Aspartam.

Dem gegenüber sind fast alle Gemüse- und Obstsorten, Sprossen, Kräuter und Salate und auch bestimmte Nüsse und Samen für ihre basischen Eigenschaften bei einem Verstoffwechseln im Körper bekannt. Im Einzelnen sind dies (um sie einmal komplett genannt zu haben an dieser Stelle):

Basen bildendes Obst: Äpfel, Mangos, Ananas, Mirabellen, Aprikosen, Nektarinen, Avo-cado, Oliven (grün, schwarz), Bananen, Birnen, Pampelmusen, Clementinen, Papayas, frische Datteln, Pfirsiche, Erdbeeren, Pflaumen, Feigen, Preiselbeeren, Grapefruits, Quitten, Heidelbeeren, Reineclauden, Himbeeren, Honigmelonen, Stachelbeeren, Johannisbeeren (rot, weiß, schwarz), Sternfrüchte, Kirschen (sauer, süß), Wassermelonen, Kiwis, Weintrauben (weiß, rot), Limetten, Zitronen, Mandarinen, Zwetschgen.

Basen-bildendes Gemüse und basen-bildende Pilze: Algen (Nori, Wakame, Hijiki, Chlorella, Spirulina), Navetten (weiße Rübchen), Auberginen, Okraschoten, Austernpilz, Paprika, Bleichsellerie (Staudensellerie), Pastinaken, Blumenkohl, Petersilienwurzel, Bohnen (grün), Pfifferlinge, Boviste, Radicchio, Brokkoli, Radieschen, Champignons, Rettich (weiß, schwarz), Chicorée, Romanesco (Blumenkohlart), Chinakohl, Rote Beete, Egerling, Rotkohl, Erbsen (frisch), Schalotten, Fenchel, Schwarzwurzel, Frühlingszwiebeln, Shiitake, Grünkohl, Gurken, Karotten, Steinpilz, Kartoffeln, Süßkartoffeln, Kohlrabi, Spitzkohl (Zuckerhut), bestimmte Kürbisarten, Trüffelpilz, Lauch (Porree), Weißkohl, Mangold, Wirsing, Morchel, Zucchini, Mut-Err-Pilze, Zwiebeln, Wurzeln von Yams.

Basische Kräuter und basische Salate: Basilikum, Lollo-Bionda-Salat, Bataviasalat, Majoran, Bohnenkraut, Meerrettich, Borretsch, Melde (spanischer Spinat), Brennnessel, Melisse, Brunnenkresse, Muskatnuss, Chinakohl, Nelken, Chicorée, Oregano, Chilischoten, Petersilie,

Dill, Pfeffer (weiß, rot, schwarz, grün), Eichblattsalat, Pfefferminze, Eisbergsalat, Piment (Nelkenpfeffer), Endivien, Portulak (Postelein), Feldsalat, Radicchio, Fen-chelsamen, Romanasalat, Friseesalat, Rosmarin; Gartenkresse; Rucola (Rauke), Ingwer, Safran, Kapern, Salbei, Kardamom, Sauerampfer, Kerbel, Schnittlauch, Koriander, Schwarzkümmel, Kopfsalat, Sellerieblätter, Kreuzkümmel, Spinat (jung), Kümmel, Thy-mian, Kurkuma (Gelbwurz), Vanille, Lattich, Ysop, Liebstöckel, Zimt, Löwenzahn, Zitronenmelisse, Lollo-Rosso-Salat, Zucchiniblüten.

Basische Sprossen und basische Keime: Alfalfa, Linsen, Amaranth, Mungobohnen, Braunhirse, Broccoli-Sprossen, Bockshornklee, Rettich-Sprossen, Rucola, Adzukibohnen-Sprossen, Hirse, Senfsamen, Koriandersamen, Sonnenblumenkerne, Kresse, Weizenkeime, Leinsamen, Gerste. Basische Nüsse und basische Samen: Kürbiskerne, Kürbiskernmus, Sesam, Sesammus (Tahin), Mandeln, Mandelmus, Mohnsamen, Sesamsalz (Gomasio), Kirchererbsen.

Eine Faustregel besagt, dass eine wirklich grundlegend gesunde und energetisch harmonische Ernährung zu etwa 80 Prozent aus den genannten Basenbildenden Lebensmitteln bestehen sollte. Wer das nicht erreicht, sollte ein Zuviel an säurebildenden Lebensmitteln in seiner Ernährung gezielt durch die Einnahme von entsprechenden Nahrungsergänzungsmitteln entgegenwirken, wobei diese auf den genannten natürlichen, pflanzlichen basischen Lebensmittel aufbauen sollten. Nur so wird es auf Dauer gelingen, das auch in diesem Fall harmonische Gleichgewicht zwischen Chaos (Säure) und Starre (Basen) im eigenen Körper auf natürliche Weise zu regulieren und einen gesunden dynamischen Säure-Base-Haushalt aufrechtzuerhalten.

Meiden Sie genmanipulierte Nahrungsmittel, denn 80 % von Weizen, Mais und Soja sind es bereits. Meiden Sie Produkte der Nahrungsmittelindustrie, und auch von Hochleistungskühen. Bei den Nahrungsmitteln auf Bioherstellung achten, und nicht das Aussehen, die Oberfläche als Maßstab für Qualität betrachten, denn Natur ist nicht immer äußerlich schön – eher stimmt das Gegenteil...

Eine Besonderheit für die Verbesserung des Säure/Basen-Haushaltes ist zudem:

Das 938 Premium Quellwasser, ist nicht mit anderen Wassern zu vergleichen ist. Es ist auch kein Tafelwasser, das man einfach mal so zum Essen trinkt. Es erfüllt andere Zwecke und ergänzt herkömmliche gute Quellwässer (Hahnen- = Leitungswasser ist nicht mehr zu empfehlen!). Da viele Krankheiten aus einem sauren Milieu entstehen und viele Menschen heutzutage (durch falsche Ernährung und Umwelteinflüsse) eine «saure» Matrix haben, verbessert dieses basische Wasser – sein pH-Wert liegt zwischen 9 und 9,4 unsere Gesamtsituation. Ein Geschenk der Natur, das durch seine natürliche Pufferungskapazitäten in der Lage ist, eine Übersäuerung im Körper aktiv umzuwandeln, mit einem pH-Wert zwischen 9,0 und 9,4. Im Ergebnis normalisiert sich der eigene pH-Wert und das gesamte Milieu im Körper wird ausgeglichen. Wir empfehlen 1 – 1,5 Liter pro Tag zu trinken. Dieses Wasser ersetzt nicht das tägliche Trinkwasser.

Der andere überaus wirkungsvolle Effekt dieses natürlichen Basenwassers ist, dass es sich mit einer bescheidenen Gesamtmineralisation von 16,79 mg/l bestens für die Entgiftungszwecke eignet. Der Mensch benötigt Mineralien – doch beim Wunsch nach Entgiftung (und wer muss heutzutage nicht entgiften?) stellen zusätzliche anorganische Mineralien eine Belastung dar. Das 938 Premium Quellwasser hat die Fähigkeit, viele Schadstoffe zu binden und auszuleiten, was man dann auch an Aussehen und Geruch des Urins feststellen kann. Eine sehr effektvolle Entgiftung!

Des Weiteren gilt dieses Quellwasser aufgrund seiner natürlichen Energieladung (Überschuss negativer Ionen) auch als ein potenter Energiespender für Jung und Alt – vom weniger aktiven Senior bis hin zum dynamischen Spitzensportler. Durch seine hohe Bioverfügbarkeit erhöht es auf natürliche Art und Weise die körpereigene Zellspannung und vermindert damit allfällige muskuläre Übersäuerungen. Ein natürliches, effektives Mittel, um die sportliche Leistungsfähigkeit zu optimieren!

Dr. med. Manfred Doepp erläutert dieses Wasser wie folgt:

Der Organismus besteht bekanntlich zu circa 70 Prozent aus Körperwasser, das – wie das Blutplasma – einen leicht basischen pH-Wert von 7,4 haben sollte. Leider ist die Mehrzahl der Menschen heutzutage übersäuert. Dies bedeutet einen Überschuss an (einfach positiv geladenen) Wasserstoffionen, vor allem im aktiven Bindegewebe. Dadurch vermindern sich die Leistungsfähigkeit und die Durchlässigkeit dieses größten Organs, es wird sauer und damit zäh, bis im Extremfall sogar starr. Das ist die Ursache für die Mehrzahl aller chronischen Krankheiten.

Das 938 Gletscherwasser gleicht diese Übersäuerungen aus und erhöht die körpereigene Zellspannung.

Mineralarme Wässer sind zur Entgiftung bzw. Entschlackung befähigt. Sie können Schadstoffe und Stoffwechselendprodukte im Körper aufnehmen und über die Nieren zur Ausscheidung bringen. Es gibt eine Reihe von Wässern auf dem Markt, die als basisch zu bezeichnen sind. Sie werden jedoch vorwiegend mittels künstlicher Methoden hergestellt, also über die Zugabe von Basen, das heißt (einfach negativ geladene) Hydroxid-Ionen (OH^-). Wesentlich Erfolg versprechender ist unserer Erfahrung nach die Zuführung von natürlichen statt künstlichen Basen, weil unser Magen so geartet ist, dass er beim Empfang von künstlichen Basen dagegen reguliert und Säuren produziert. Das Flüssigkristall-Wasser 938 hingegen wird umgehend resorbiert und in die Matrix überführt, dass es zu keiner Gegenregulation kommt. Das 938 Premium Quellwasser, neutralisiert eine Übersäuerung durch seine naturgegebenen Pufferungskapazitäten. Nur die Natur selbst ist in der Lage, über Pufferungskapazitäten Säuren zu binden.

Der vierte Zustand des Wassers (H_3O_2) – energetisiertes Wasser – Universität Seattle lüftet Geheimnis

Vor kurzem Prof. Gerald Pollack von der University of Washington im US-Staat Seattle einen vierten Zustand des Wassers entdeckt, der nicht nur chemische Anomalien aufweist, sondern auch die Wirkung von energetisierten Wässern erklärt. Nebst fest, flüssig und gasförmig konnten die Forscher einen weiteren, bislang unbekannten Zustand identifizieren, welcher sich bei plus/minus 4 Grad bildet, wobei sich die Moleküle zu einem hexagonalen «Kristallgitter» anordnen.

Die Forscher um Pollak stellten fest, dass sich Wasser in der Nähe von hydrophilen Flächen – wie sie überall in unserem Körper zu finden sind – selbstständig zu ordnen beginnt. In der Nähe der hydrophilen Fläche teilt sich das Wasser in zwei Bereiche, wobei sich der oberflächennahe Bereich in eine völlig neue Form von Wasser verwandelt, die sich von herkömmlichem H_2O drastisch unterscheidet.

Diese nur etwa einen viertel Millimeter dicke Zone des mysteriösen Wassers wurde «Exclusion Zone» (EZ = Verdrängungszone) genannt, weil sich das Wasser in dieser Zone nicht nur ordnet, sondern in faszinierender Weise auch selbst reinigt: Die EZ enthält eine sehr reine Form von elektronenüberschüssigem Wasser, die alle gelösten Stoffe aus der EZ-Zone verdrängt. In der Nähe der Fläche bildet sich also eine Schicht reinen Wassers, während alle gelösten Stoffe in die andere Schicht, das so genannte Volumenwasser (engl. bulk zone) verdrängt werden.

Dieses Phänomen ist schon länger bekannt und es gibt zahlreiche Versuche, es mit herkömmlichen Theorien zu erklären. Die Washingtoner Universität konnte jedoch in fast zwei Jahren Arbeit alle diese Theorien als Erklärung ausschließen.

Doch damit nicht genug: Das Wasser in der EZ zeigte völlig neue Eigenschaften: einen veränderten elektrischen Widerstand, eine höhere, fast gelartige Viskosität, eine starke Absorption von Infrarotlicht, einen veränderten pH-Wert und eine deutlich negative Ladung. Wie schon in diesem Buch erläutert, stellen negative Ladungen das Lebenselixier des Menschen dar.

Hexagonales Wasser – ein flüssiger Kristall

Erstaunt untersuchten die Forscher das «EZ-Wasser» und stellten fest, dass es sich dabei um eine Art flüssiges Eis handelt. Die Moleküle des Wassers gaben Protonen ab und ordneten sich in einem erstaunlich stabilen, hexagonalen Gitter – eine Struktur, die auch in Eis und einigen Kristallen vorkommt. Im Gegensatz zu Eis ist diese Kristallmatrix im EZ-Wasser nicht völlig fest, aber doch stabil genug, um ihre Form zu halten und gelöste Stoffe zu verdrängen.

Im Gegensatz zu gewöhnlichem Wasser, das aus mehr oder weniger frei herumwirbelnden H20-Molkülen besteht, die nur für Sekundenbruchteile größere Cluster bilden, ist das EZ-Wasser also eine Art flüssiger Kristall von höchster Ordnung und langer Lebensdauer.

EZ-Wasser ist aber nicht nur besonderes Wasser: streng genommen, so musste das Team von Prof. Gerald Pollack bei näherem Hinsehen feststellen, ist das Wasser in der EZ überhaupt kein Wasser mehr. Denn das Verhältnis von Wasserstoff zu Sauerstoff war nicht 2:1 (H_2O) wie in normalem Wasser (H_2O), sondern 3:2 (H_3O_2), womit das EZ-Wasser auch chemisch eine andere Form von Wasser darstellt.

Neben flüssig, fest und gasförmig haben die Forscher also einen neuen Aggregatzustand des Wassers entdeckt. Dieser kommt aber nicht nur im Inneren des Körpers vor, wie sich herausstellte, sondern er ist eine bisher unentdeckte Zwischenform zwischen flüssigem und gefrorenem Wasser: Wasser passiert diesen EZ-Zustand also immer auch dann, wenn es friert oder wenn Eis schmilzt. Frisches Gletscherwasser der Marke 938 aus diesem Grund zum Beispiel einen extrem hohen EZ-Gehalt und dürfte darum für den Menschen besonders gesundheitsfördernd sein.

Lebendiges Wasser

Die Ergebnisse verblüfften die Forscher und es war relativ schnell klar, dass EZ-Wasser besonders in lebenden Organismen eine große Rolle spielt. Zunächst aber war das Rätsel zu lösen, woher das Wasser überhaupt die Energie nahm, eine solche hoch geordnete Struktur aufrecht zu erhalten. Nach einigen Versuchen war die Lösung gefunden: aus elektromagnetischer Strahlung, besonders dem unsichtbaren Infrarotlicht. Wurde der Versuchsaufbau gegen elektromagnetische Strahlungen abgeschirmt, konnte sich kein EZ-Wasser bilden, mit Sonnenlicht und Infrarotlicht konnte die Bildung hingegen sogar intensiviert werden: Eine Bestrahlung vergrößerte die EZ-Zone um das Dreifache.

Auch dies ist eine faszinierende Erkenntnis: Das Wasser speichert die Energie des Sonnenlichts in Form einer geordneten, hexagonalen Kristallstruktur. Und das ist nicht etwa esoterisch, sondern eine physikalisch nachweisbare «Energetisierung».

Der Potenzialunterschied zwischen EZ-Wasser und normalem Wasser ist sogar so groß, dass er elektrisch nutzbar ist, wie die Universität inzwischen zeigen konnte. Der Ladungsunterschied zwischen den beiden Zonen ist groß genug, dass er wie eine winzige Batterie

wirkt – Energie direkt aus Sonnenlicht, mit nichts mehr als Wasser. Für den Körper spielt nicht nur die elektrische Energie, sondern vor allem die Struktur selbst eine bedeutende Rolle.

Wasser im Körper

Weil die Abstände zwischen und in unseren Zellen so klein sind, besteht das interzelluläre und intrazelluläre Wasser zu großen Teilen aus EZ-Wasser, das als eine Art Plasma aufgefasst werden kann. Allein das ist schon eine Erkenntnis, die zentraler nicht sein könnte: Wasser in lebenden Organismen unterscheidet sich chemisch, strukturell und funktional deutlich von dem, was wir gewöhnlich unter Wasser verstehen. Es ist kein H_20, sondern ein hoch geordnetes, kristallartiges Medium, nahezu analog zum 938.

Prof. Gerald Pollak konnte durch seine Forschungen zeigen, dass die Entdeckung des EZ-Wassers völlig neue Perspektiven auf die Abläufe in lebenden Zellen eröffnet. Vermeintlich komplexe Funktionen der Zelle lassen sich plötzlich sehr einfach erklären, wenn man das in den Zellen enthaltene EZ-Wasser mit in den Blick nimmt.

EZ-Wasser ist der Motor des Lebens, der besonders die Funktion von Kapillaren, Zellmembranen und Membran-Kanälen/-Tunneln erklärt. Aber selbst die Funktion von Proteinen wird erst durch das Vorhandensein von geordnetem Wasser überhaupt erst wirklich beschreibbar. Wasser ist damit weit mehr als nur der Hintergrund biologischer Abläufe oder ein reines Lösungsmittel – es ist selbst ein integraler Motor dieser Funktionen.

Lebendiges Wasser interagiert strukturell mit den Proteinen und Zellkörperchen. Die Annahme, dass Wasser nur ein generischer Stoff mit mehr oder weniger zufälliger Struktur ist, oder dass zwei Proben Wasser grundsätzlich in ihrer Struktur und Funktion identisch wären, ist damit widerlegt – eine Tatsache die unser Verständnis biologischer Abläufe deutlich verändern wird. Und damit bekommt auch dieses 938 Gletscherwasser, als Energiespender und zur Reinigung unseres körpereigenen Zellwassers, eine ganz neue, zusätzliche Bedeutung!

Geordnetes Wasser – Grundlage der Gesundheit?

Wenn dies so ist, so Pollack, muss die Erhaltung von geordnetem Wasser eine zentrale körperliche Funktion sein – mit weitreichenden Konsequenzen. Pollack: *«Wir wissen heute, dass die meisten Makromoleküle ohne das EZ-Wasser zusammenbrechen und ausfällen würden – sie könnten nicht einwandfrei funktionieren. Nun beruhen viele Krankheiten anerkannter Weise auf Funktionsstörungen von Proteinen oder deren Regulierungssystemen. In einem solchen proteinzentrierten Netzwerk kann eine Funktionsstörung also durch zwei Komponenten entstehen: durch das Protein selbst oder das EZ-Wasser, welches das Protein umhüllt.»*

Energetisierende Wirbel und Heilende Quellen

Auf der Suche nach heilendem Wasser untersuchten Pollack et al. verschiedene Wässer, denen eine besondere gesundheitliche Wirkung zugeschrieben wurde. Während bei einigen Heilquellen vor allem der Mineralgehalt eine Rolle zu spielen schien, zeigte sich auch, dass der Gehalt an EZ-Wasser durchaus an den Effekten beteiligt ist. Die sehr reinen Gletscherquellen zeigten dabei einen besonders hohen EZ-Anteil. Er ist umso höher, je mehr Druck die Eisdicke des Gletschers besitzt und ausübt.

Welche Situationen ermöglichen in der Natur das Entstehen von EZ-Wasser? Es sind: Verwirbelungen von frei fließendem Wasser, bewegtes Meerwasser im Bereich von +/- 4 Grad Celsius, hoher Aufpressdruck (wie durch Gletscher von mehr als 1 km Dicke in Grönland gewährleistet) und niedrige Temperaturen (nahe dem Gefrierpunkt). Damit kommen die verschmutzten und zunehmend flachen Gletscher der Alpen nur noch schwerlich in Betracht. Hingegen sind diese Bedingen gegeben bei dem so genannten «Hunza-Wasser» in einem Hochtal des Himalaya. Es ist mit dem 938-Wasser vergleichbar.

Prof. Pollakck konnte auch zeigen, dass die Struktur des EZ-Wassers in Modellversuchen selbst bei den pH-Werten der Magensäure intakt blieb, und vermutlich auch in vivo in dieser Form von den Geweben aufgenommen wird. Dies hat positive Auswirkungen, wie die Washingtoner Universität weiter zeigen konnte, da das EZ-Wasser die Zellen aufgrund seiner Ladung sehr viel effektiver hydriert als jedes gewöhnliche Wasser.

Paradigmenwechsel?

Die Forschungen sind in vielfacher Hinsicht faszinierend. Wasser, so scheint es, ist mehr als nur dieser nebensächliche Stoff im Hintergrund unserer biologischen Abläufe. Es ist ein wichtiger Teil davon.

Es scheint fast, als hätte die bisherige Forschung hier womöglich mal wieder den Wald vor lauter Bäumen nicht gesehen. Genau wie in der Physik, wo Physiker nun erst seit einigen Jahren die Hypothese aufstellen, der Raum selbst könnte ein geordnetes Energie-Medium sein, welches die Dinge darin beeinflusst, entdeckte die Universität das Wasser wieder als einen wesentlichen Bestandteil der Biochemie. Eine faszinierende Analogie, wo Antworten plötzlich im vermeintlich leeren Raum zwischen den Dingen auftauchen, die wir seit Jahren untersuchen. Ähnliches gilt im Übrigen makroskopisch für das gesamte Universum und zum Beispiel auch für Kohlenstoffdioxid (CO_2).

Mehr noch: die Universität Washington ist eine wichtige Stimme im immer lauter werdenden Chor von Forschern, die feststellen, dass Wasser weit mehr ist, als was in den Schulbüchern steht: Wasser kann sehr unterschiedliche Qualitäten haben, die nicht nur von den darin gelösten Stoffen abhängen, sondern auch von der Struktur des Wassers selbst. Die Forschungen zeigen, dass Wasser in lebenden Organismen grundsätzlich verschieden ist von jenem Wasser, das aus unserer Leitung kommt: Lebendiges Wasser ist geordnet und interagiert strukturell mit den darin befindlichen Makro-Molekülen.

Zusammenfassung

Hexagonales Kristallwasser (Flüssigkristall) wie das 938-Wasser entspricht körpereigenem Zellwasser

Die «Exclusion-Zone» (EZ) als vierter Aggregatzustand des Wassers (neben Eis, Wasser und Wasserdampf) zeigt erstaunliche Eigenschaften. Dieser Flüssigkristall stellt unser Bild vom Wasser auf den Kopf, so kann es z.B. als schulwissenschaftliche Grundlage für die Trinkwasserveredlung herangezogen werden. Bei EZ-Wasser handelt es sich um »flüssiges Eis«, dessen Moleküle Energie in Form von Protonen (Wasserstoffkerne) abgeben und sich in einem erstaunlich stabilen, hexagonalen Gitternetz anordnen. Streng genommen stellt dieses EZ gar kein Wasser mehr dar, denn das Verhältnis von Sauerstoff zu Wasserstoff beträgt nicht 2:1 (H_2O), sondern 3:2 (H_3O_2), womit EZ-Wasser auch chemisch eine völlig andere Form von Wasser darstellt. Dabei besteht ein so großer Potenzialunterschied zwischen EZ-Wasser und normalem Wasser, dass er elektrisch nutzbar gemacht werden kann.

EZ-Wasser ist quasi ein Plasma, es erreicht damit problemlos unser aktives Bindegewebe (Matrix, Mesenchym) und das Plasma im Inneren der Zellen. Die Abstände zwischen und in unseren Zellen sind so klein, dass interzelluläre und intrazelluläre Wässer zu großen Teilen aus EZ-Wasser bestehen. Zellwasser ist als ein geordnetes kristallartiges Medium zu verstehen und stellt den Motor des Lebens dar, denn es interagiert strukturell mit den Proteinen und Zellkörperchen. Geordnetes Wasser ist damit die Grundlage der Gesundheit. Das frische Gletscherwasser 938 hat einen extrem hohen EZ-Gehalt, es gleicht dem körpereigenen Zellwasser und ist darum für den Menschen ungemein gesundheitsfördernd.

Gut zu wissen

Viele Wässer sind heutzutage stark belastet – doch man spricht nicht darüber. So ist zum Beispiel bekannt, dass unser Wasser zunehmend Hormone, Schwermetalle, Nanopartikel, Pestizide, Dünger, Chemtrail-Fallout, Fluor, Jod, Insektizide, weitere zahlreiche Umweltgiften und andere körperfremde Stoffe beinhaltet, die wir bewusst oder durch Fahrlässigkeit bzw. Unachtsamkeit und teilweise ungefiltert entsorgen und so den Körper durch das Trinken dieser «Wässerchen» zusätzlich belastend. Welches Wasser ist aber der

Gesundheit noch zuträglich, auch wenn es die «Normwerte» gibt, die uns in Sicherheit wiegen sollen, selbst wenn sie laufend verändert werden? Die 938 Premium Quellwasser sind von solchen Schadstoffen noch völlig unberührt und daher äußerst kostbar.

Wasser bedeutet Leben. Sauberes, gutes Wasser wird immer mehr zur Mangelware! Mit dem **938 Premium Quellwasser** existiert noch eine ganz seltene Quelle, die einen solch wertvollen Beitrag für unsere Gesundheit leisten kann. Schade, dass wir heute bis nach Grönland reisen müssen, damit wir überhaupt noch zu «genießbarem» Trinkwasser kommen, welches uns entgiftet statt vergiftet. Wie lange schauen wir dieser Entwicklung noch zu?

Wann endlich fangen wir an, dem kostbaren Wasser die lebensnotwendige Bedeutung seines Seins für alles Leben auf dieser Erde zuzugestehen? Es zu schützen, zu respektieren, dankbar zu sein und es zu schätzen und zu lieben? Bis dahin gilt: täglich gutes, frisches und mit vielen guten Mineralien versehenes, gereinigtes Wasser zu sich zu nehmen und sich laufend zu **entsäuern** und zu **entgiften.**

In Bezug auf «gereinigtes Wasser» ist an dieser Stelle noch der Hinweis auf die hervorragenden Molekularfiltersysteme der Firma BestWater (www.bestwater.de) wichtig. Diese Wasseraufbereitungssysteme reinigen das Wasser durch Umkehrosmose. Danach wird das Wasser energetisiert und belebt. Solche Systeme werden in wenigen Jahren mit Bestimmtheit zum Standard einer jeden Wohnung und eines jeden Hauses gehören müssen, um damit das Leitungswasser wieder genießbar zu machen. Alles, was nicht ins Wasser gehört, wird durch dieses System herausgefiltert (Hormone, Radioaktivität, Nanopartikel usw). Und alles, was wichtig ist und ins Wasser gehört, wird ihm nach der Filtrierung wieder zugeführt, oligomineralisch und als Information. Leider tummeln sich auf dem Markt mehr schädliche Systeme herum als Systeme, die einen Nutzen auch wirklich erbringen. Die obige Firma ist nach unseren Erkenntnissen die weltweit einzige, welche alle Bestandteile der Wasserfiltrierung in Eigenregie herstellt und sich für ihre Wasserqualität verbürgen kann.

Unsere Empfehlung: Für das Kochen und Trinken nutzen Sie Wasser, das durch solche Filtersysteme der neuesten Generation aufbereitet wurde. Belasten Sie Ihren Körper nicht noch mehr. Geben Sie Ihren Kindern dieses gereinigte Wasser mit in die Schule. Vermeiden Sie belastetes und belastendes Wasser und glauben Sie keiner Anpreisung mehr leichtfertig. Die Wasserlobby führt uns alle in vielerlei Dingen an der Nase herum. Entgiften und entsäuern Sie ihren Körper mit dem 938 Quellwasser (empfohlene Trinkmenge: 0,75 l bis maximal 1,5 l) und erneuern Sie dadurch die Qualität Ihres EZ-Wassers in Ihren eigenen Zellen.

3.8. **ENTSCHLEUNIGUNG DES LEBENS**

Es liegt sicherlich für jeden von uns auf der Hand, dass ein bewusster Umgang (nicht nur) mit der eigenen Ernährung immer auf einer konsequenten Reduzierung des eigenen Tempos im Leben gründen kann. Nur wer vermeidet, im Gehen oder Stehen hastig seine Mahlzeiten herunterzuschlingen, wird sich mit all seinen Sinnen darum kümmern können, auch wirklich die notwendigen und für Körper und Geist sinnvollen Lebensmittel zu sich zu nehmen. Der Entschleunigung des Lebens kommt die ***zentrale Funktion*** zu, entscheidende Maßnahmen für eine ganzheitliche Gesundheitsvorsorge systematisch einleiten zu können.

Dass Sie sich, liebe Leserinnen und liebe Leser, bereits für das Lesen dieses Buches bis hierher Zeit genommen haben, ist sicher schon ein sehr deutliches Zeichen dafür, dass Sie zu diesem Entschleunigen des Lebens grundsätzlich bereit sind. Aber gehen Sie nun auch den nächsten Schritt und nehmen sie sich mehr Zeit für ihre täglichen Mahlzeiten. Denken Sie darüber nach, was Ihnen Ihr Körper über Ihren Appetit mitteilt, was er für sein (Ihr!) Wohlbefinden gerade braucht. Horchen Sie auf Ihr Unterbewusstsein, auf Ihre Intuition, mit der Sie über das globale Informationsfeld mit dem gesamten Wissen des Kosmos auch über so simple Dinge wie die beste Ernährung verbunden sind. Die Intuition wird Ihnen sagen, auf zu viel Zucker und Salz zu verzichten.

Kaufen Sie Lebensmittel bewusst und planvoll ein, denken Sie dabei an die beschriebene Funktionsweise des Säure-Base-Haushalts. Bereiten Sie Ihr eigenes Essen wieder selber zu – und versuchen Sie dies mit Freude im Herzen zu tun, kochen Sie mit Liebe. Nehmen Sie die Mahlzeiten wenn möglich gemeinsam mit Arbeitskollegen, Freunden und / oder der Familie ein. Machen Sie sich, am gedeckten Tisch und vor dem Beginn des Essens, den Wert der Nahrung wieder bewusst – mit einem kurzen Dank-Gebet. Oder auch nur mit einem Innehalten, mit dem Sie sich und ihren Körper auf den «Empfang» der Nahrung vorbereiten.

Sich satt zu essen mit guten Nahrungsmitteln ist und bleibt keine Selbstverständlichkeit. Sollte es zumindest nicht sein in einer Welt, in der alles mit allem zusammenhängt – und auch jeder mit jedem –, und doch sehr viele von uns immer noch hungern oder auch nur ein sehr begrenztes Lebensmittelangebot zur Verfügung haben. Ehrfurcht vor dem Wert von ursprünglichen und natürlichen Nahrungsmitteln sowie ihrer unglaublichen (natur-elektrischen, emotionalen) Bedeutung für unseren Organismus und unsere Gesundheit wird uns davor bewahren, diesem sensiblen und wertvollen Energie-Leib den «Müll» etwa aus der sogenannten Convenience-Küche vorzusetzen.

«In der Ruhe liegt die Kraft» – vielleicht kennen Sie diesen Sinn-Spruch des Lebens. Denn jedes Nachdenken und in sich Hineinhorchen bedarf der Ruhe. Und ohne Reflexion und bewusste Innenschau werden wir immer Getriebene eines Lebens sein, dass uns im Zweifel mit falschen Erwartungen, übertriebenen Anforderungen und falschen Wertmaßstäben (Stichwort: Erbsünde) überfrachtet. Wer wieder Herr – oder Frau – seines eigenen Lebens werden möchte, muss erst einen Gang zurückschalten, und lernen, bewusst jene Entscheidungen zu treffen, die einen in die innere Harmonie mit sich und allem zurückführen.

Sie denken jetzt vielleicht: das kenne ich doch bereits alles, das habe ich schon so viele Male gehört. Auch bereits schon versucht, mein Leben in der beschriebenen Weise umzukrempeln und zu entschleunigen. Aber ehe Sie sich versahen, waren Sie aufgrund äußerer Umstände oder vielerlei Verpflichtungen wieder in den alten Trott verfallen. Und es blieb beim Versuch.

Ja. Wir scheitern. Wir machen Fehler. Wir sind, wie gesagt, «nur» Menschen. Aber wir haben einen freien Willen, es immer und immer wieder zu versuchen, uns aus diesem irren Wettlauf völlig überdrehter Lebensart zu befreien.

Jeder wüsste eigentlich, was ihm Entspannung, Glück und damit Harmonie bereitet: Das Erleben reiner Natur, das Atmen frischer Luft, das Genießen natürlicher Speisen, der Friede mit anderen Menschen, die Ruhe und Selbstbestimmtheit eines freien Tages. Und doch fällt es uns immer wieder so schwer, uns aus dieser, meist auf Leistung gezüchteten, angst-getriebenen Turbo-Gesellschaft einmal länger als nur ein Wochenende oder einen Jahresurlaub auszuklinken.

Aber – es ist nicht schwer. Wir sollten uns nur nicht gleich die ganz großen Schritte vornehmen. Nicht gleich in ein Kloster gehen um das Leben nachhaltig umzukrempeln. Es fängt an mit einer bewusst eingekauften, zubereiteten und genossenen Mahlzeit einmal am Tag. Es beginnt mit der Auswahl reinen Wassers zum Trinken – möglichst nicht aus der Plastikflasche. Es beginnt mit dem Lächeln am Morgen im Spiegel. Es beginnt mit dem Barfusslaufen im feuchten Gras.

Entschleunigung macht süchtig, wenn man immer wieder die positive Wirkung des reduzierten Lebenstempos auf den eigenen Körper und das eigene Wohlbefinden erfahren kann. Wenn die eigene Haut wieder Farbe bekommt, weil man mit seinem ganzen Körper die Wärme und die Kraft des Sonnenlichts spürt. Und darüber hinaus die natur-elektrische Kraft der Sonnenenergie auch in Form von natürlicher Nahrung wie Obst und Gemüse in sich aufnimmt.

Sie werden das Funkeln in den eigenen Augen lieben lernen, wenn Sie ihr eigenes Lächeln als Antwort auf wiedergefundene Harmonie im Spiegel entdecken. Und Sie werden sich ziemlich schnell wundern, wenn mit wachsenden Wohlbefinden aufgrund von reduziertem Tempo im Alltag sich die alten, bekannten Wehwehchen oder auch chronischen Erkrankungen langsam verabschieden und ursprüngliche Kraft, Energie und schon verloren geglaubte Jugendlichkeit zu Ihnen zurückkehrt.

Und wenn Sie diesen Weg nicht alleine schaffen – suchen Sie sich Hilfe. Fragen Sie nach Hilfe. Wer es ehrlich mit Ihnen meint, wird immer einen Weg finden, Ihnen wahre Hilfe angedeihen zu lassen. Denn – wir sind nie alleine Mensch; alles hängt mit allem zusammen – jeder mit jedem. Und, so Sie es können, seien Sie auch selber Hilfe, wo es Hilfe bedarf. «Liebe deinen Nächsten wie dich selbst» – indem Sie sich Zeit für sich und Zeit für andere nehmen.

3.9. (NATUR-)ELEKTRISCHE HARMONIE

Zusammen mit dem Entschleunigen Ihres ganz eigenen Lebens, das mit einer bewussten und eben entschleunigten Nahrungsaufnahme beginnt (und bei der bewussten Einflussnahme auf das natur-elektrische Nervenkostüm nicht enden muss), werden Sie feststellen, dass Ihr Organismus auch mehr und mehr besser mit den künstlichen / schädlichen Umwelteinflüssen wie Elektro-Smog, Lärm usw. umzugehen lernt. Sie werden nicht mehr «Opfer» dieser immer größer werdenden Herausforderungen sein, sondern feststellen, dass ihr – prophylaktisch optimal vorbereiteter – energetischer Leib all diesen auf ihn einwirkenden Kräften, Feldern und Stoffen einen ganz realen Schutzmechanismus entgegensetzen kann: eigene, aktiv wirkende bewusst zu gestaltende natur-elektrische Harmonie.

Wessen Körper stets – oder zumindest jeden Tag ein bisschen mehr – auf ladungsoptimierte Nährstoffzufuhr zurückgreifen kann; wessen Bewusstsein (auf Basis der natur-elektrischen Neuronen / Nerven) seine ganz eigene energetische und informelle Harmonie gefunden hat zwischen Geist, Körper, Zeit und Kosmos, wessen Seele sich deshalb in einem Zustand permanenter, sich aktiv einpendelnder Harmonie befindet, wessen Geist deshalb keine Angst (vor dem Tod), keine Sünde und keine Unfreiheit mehr zu fürchten hat; wessen auch irdischer Leib deshalb vollständig gesund und «heil» ist, braucht auch keine wie immer gearteten negativen Einflüsse dieser Erde mehr zu fürchten. Man hat wahrlich wahre Erleuchtung gefunden, wie es die östlichen Lehren formulieren würden. Etwas nüchterner kann man sagen: so jemand ist mit seinem ganzen Sein natur-elektrisch auf seine perfekte Frequenz eingependelt, ist wahrhaft geerdet im eigenen Sein.

Das ist das Ziel des Weges, das Ziel des Lebens, die Aufgabe, die uns mit unserem Geboren-sein in diese Welt gestellt worden ist. Die Werkzeuge und Wegmarken, die wir auf diesem Weg brauchen und beachten müssen, haben wir jetzt alle kennengelernt. Die Verheißung des Lebens und das Beispiel vieler Menschen, die diesen Weg schon gegangen sind und das Ziel auch tatsächlich erreicht haben, ist: Jeder kann es schaffen, diesen Aufgaben und Herausforderungen auch wirklich gewachsen zu sein. Selbst wenn es jeden Tag schwerer zu werden scheint, diesem Anspruch gerecht zu werden, in einer Zeit, die mit immer neuen Umweltbelastungen und energetischen Herausforderungen uns zu provozieren weiß.

Der Weg des Seins ist ein aufsteigender Weg. Die Herausforderungen wachsen. Aber auch wir können wachsen, können uns den immer gewaltigeren Aufgaben und Prüfungen mit einer guten Vorbereitung ohne Sorge stellen. Und diese Vorbereitung ist: Freiheit im Geist. Ein entschleunigtes Leben. Reiner, bestmöglicher «Kraftstoff» also Lebensmittel, die wirklich «Mittel» zu einem guten Leben sind für einen optimal funktionierenden Organismus. Natur-elektrische Harmonie für ein grenzenlos befreites Bewusstsein – in uns und in allem.

Echte, reine, vollständige und lebenslange Gesundheit ist möglich. Doch auch auf dem Weg dahin – ob nun als vorausschauende Prophylaxe mittels bewusstem Leben oder als Pfad einer Heilung durch Erkenntnis und Therapie – brauchen wir unsere Fröhlichkeit und unseren Frieden nicht zu verlieren, egal wie groß die «Herausforderungen» und «Prüfungen» für uns auch sein mögen. Jeder kleine Schritt auf diesem Pfad, den wir schon leisten können, wird uns mit umfassendem Wohlbefinden belohnen.

4. HEILUNG

Manchmal aber haben uns Krankheit und Schmerz schon jeden Mut genommen. Oft haben wir all die guten Ratschläge schon befolgt, unser Leben zu entschleunigen und in bewusster Harmonie mit allen Sein zu gestalten – und werden doch die oft schlimmen und bedrohlichen Symptome einer in diesen Fällen meist chronischen Erkrankung nicht mehr los. Dann brauchen wir auf jeden Fall Rat und aktive Hilfe, z.B. einen Heiler, der uns und unseren Leib aus dieser Sackgasse wieder herausholt. Der selbst schon seine Mitte gefunden hat und uns somit aus der eigenen Harmonie und (Nächsten-)Liebe heraus wahre Hilfe schenken kann.

Tatsächlich sollte bereits die Auswahl des «richtigen» Heilers oder Arztes eine sehr bewusste Entscheidung sein. Vertraue ich ihm? Kann ich mich ihm ganz und gar in meinem Leiden hingeben? Traue ich ihm zu, dass er mir wirklich Hilfe sein kann? Und zu allererst: Bin ich mir wirklich sicher, dass ich auch unter allen Umständen Heilung und Genesung möchte? Oder war Krankheit für mich bisher auch ein Vehikel, um Aufmerksamkeit und Zuneigung für mich selbst zu gewinnen?

Die letzte Frage ist ganz sicher die schwierigste und schmerzlichste, die wir uns stellen müssen, bevor wir einen Arzt oder Heiler aufsuchen. Haben wir wirklich genug von unserem Leiden? Oder sah es bisher eher so aus, als würden wir uns ganz in diesem ergeben und mit Hinweis auf unser «schlimmes Schicksal» die Aufmerksamkeit beim Gegenüber erwecken? – Der ehrliche Umgang mit sich selber ist an dieser Stelle unbequem und herausfordernd. Aber man sollte sich immer vergewissern, was man aus tiefsten Herzen eigentlich möchte.

Ein Arzt oder Heiler wird niemals gegen unseren Willen arbeiten können. Wenn wir – bewusst oder unbewusst – gar keine Heilung suchen, sondern lediglich eine Bestätigung für unser «ganz schlimmes Schicksal», werden wir dieses auch bekommen. Patienten sind es, die den Weg einer Behandlung vorgeben. Erst wenn wir wirklich mit voller Überzeugung ein Ende der Leiden wirklich wollen, besteht auch eine reelle Chance, Genesung und Gesundheit zu finden.

Seien Sie dann aufmerksam, wenn Sie entscheiden, wem Sie Ihre Begleitung auf dem Weg zur Heilung anvertrauen. Nimmt sich der Arzt oder die Ärztin mir gegenüber Zeit für mich? Hört er oder sie mir auch bewusst zu? Werde ich von oben herab behandelt? Oder wird mir mit Respekt und Offenheit begegnet, wird mir alles genau erklärt und rückversichert sich der Arzt oder Heiler, dass ich auch wirklich alles verstanden habe, was mir erklärt wird? Erweckt der Heiler den Eindruck, als wüsste er schon alles von Anfang an, was meine Krankheit und auch meine Sorgen und vielleicht noch Ängste betrifft? Oder beginnt er mit mir eine Suche, betritt er mit mir einen Pfad, um auch wirklich die allein für mich beste Lösung für ein Diagnose- und Therapie-Konzept zu entwickeln?

Selbst die Schulmedizin entdeckt heute mehr und mehr, dass man mit einer Therapie «von der Stange» den einzelnen Menschen nicht wirklich gerecht werden kann – Stichwort hier: Gen-Therapie. Jeder Mensch ist ein Unikat, eben ein Individuum, das sein Leben mit all seinen unendlichen Facetten geprägt und geformt hat – auch und gerade hinsichtlich Gesundheit und Wohlbefinden. Wir sind immer die Summe unserer ganz eigenen und einmaligen Erfahrungen und Erlebnisse.

Was uns also wirklich krank gemacht, uns traumatisiert oder bis über die Belastungsgrenze geführt hat, sind immer nur wir selbst. Und folglich muss eine Therapie sich allein an uns und diesem einzigartigen Leben orientieren. Sonst wird vielleicht mit «Kanonen auf Spatzen» geschossen. Werden uns vielleicht Substanzen verabreicht, die in anderen Fällen helfen, bei uns persönlich aber mehr Schaden anrichten können statt zu heilen. Ein Schema F ist immer falsch.

Auch, wenn eine künftige schulmedizinische Gen-Therapie möglicherweise tatsächlich in die richtige Richtung zielt mit dem Ansatz einer weitgehend individualisierten Medizin – der Mensch ist und bleibt mehr als die Summe seiner Gene. Er ist eigene, kosmische, auch soziale Prägung und das Ergebnis seiner Ernährung. Er ist immer die Summe von allem, was sein ganz eigenes Leben ausmacht. Und darauf hat eine Medizin und damit der Arzt und Heiler einzugehen bei seiner Diagnostik, besonders aber beim individuellen Therapie-Konzept.

4.1. **PARTNERSCHAFT HEILER – PATIENT**

Geben Sie sich nie wieder mit einer 08/15-Medizin zufrieden. Sie haben ein Recht darauf, von Ihrem Arzt angehört zu werden. Ein Gesundheitssystem, das allein darauf ausgerichtet ist, Sie möglichst ökonomisch effizient abzufertigen, meint es niemals ehrlich mit Ihnen. Hier wird es immer nur darum gehen, möglichst viel Profit aus Ihnen als Patient herauszuschlagen. Und das kann dieses Systems logischerweise nur, wenn Sie möglichst lange krank sind, möglichst viele Krankheits-Symptome entwickeln, die man dann wieder möglichst lange behandeln kann.

Moderne Schulmedizin funktioniert – da sollten man sich keiner falschen Illusion hingeben – ähnlich einem sich selbst erhaltenden Kreislauf. Bester Hinweis dafür ist, dass heute Menschen, die in Senioren- oder Pflegeheimen leben, am meisten Arzneimittel verabreicht werden. Nicht selten (gemäß offiziellen Statistiken der Krankenkassen) offenbar zehn bis zwölf verschiedene Präparate gleichzeitig und dauerhaft. Nicht weil diese Patienten eigentlich kränker sind als der Rest der Gesellschaft. Es ist hier leichter, den eingangs erwähnten Kreislauf konsequent umzusetzen, möglicherweise auch gegen den Willen der Betroffenen. Ein mündiger Patient wird aber Widerstand leisten gegen eine solch profitable Verschreibungs-Medizin, die kaum Rücksicht nehmen kann auf die wahren Ursachen. Und die mehr Schaden anrichtet kann als wirklich zu helfen.

Wenn ein Heiler oder Arzt es nicht schafft, wirklich ein Partner auf Augenhöhe seiner Patienten zu werden, wird er diesen niemals Hilfe sein. In der Schulmedizin ist eine solche gleichberechtigte Partnerschaft eher weniger der Fall. Als sog. «Halbgötter in Weiß» erscheinen sie oft eher als Autoritäts- und Respekts-Personen, deren «Verordnungen» zu befolgen sind und die sogar Drohungen aussprechen.

Für Selbstbestimmung des Patienten bleibt da kein Platz. Schulmedizin mag es unserer Ansicht nach nicht unbedingt, in Frage gestellt zu werden. Obwohl zahlreiche Studien über Fehlbehandlungen, Kunstfehler, unnötige Operationen oder verheerende Nebenwirkungen von Arznei- und Therapiemitteln eine unmissverständliche Sprache sprechen. Die Unangreifbarkeit der Schulmedizin ist ein «erfolgreiches» Vertriebs-Instrument – als solches kann man es sehen. Wer nicht mündig ist als Patient und angeblich nicht überblicken kann, was gut für ihn ist oder nicht, dem kann man alles verkaufen – ob notwendig oder nicht.

In Deutschland wird beispielsweise aktuell diskutiert, ob die Möglichkeit von Zwangstherapien – nach einem entsprechenden Beschluss des Bundessozialgerichts, das solche Zwangstherapien verbot – nun durch eine gesetzliche Regelung wieder eingeführt werden soll. Im Klartext: Dem Patienten soll im Zweifel seine Mündigkeit gegenüber Ärzten abgesprochen bzw. entzogen werden können, wenn dieser der Meinung ist, es besser zu wissen als sein Patient. Eine mehr als verheerende Entwicklung, die unterstreicht, wie arrogant die westliche Schulmedizin mit ihren Adressaten – den Patienten – eigentlich gewillt ist umzugehen.

Widersetzen Sie sich unbedingt und mit allen Mitteln und Kräften einer solchen (zynischen) Umgangsweise mit Ihnen als Patienten. Es gibt auch ein Menschen-Recht in Gesundheitsfragen.

Niemand sollte gezwungen werden, die Hoheit über seine Gesundheit aus der Hand geben zu müssen. Weder in Extremsituationen, noch im Rahmen eines Arztbesuchs. Es muss unter allen Umständen selbstverständlich sein, dass ich als Patient entscheide, was letztlich mit mir und meinem Körper passiert. Jeder, der mich auf diesem Weg als Arzt oder Heiler begleiten möchte, weil dies seine Profession und Berufung ist, muss sich die Zeit nehmen, mir zu erklären, was die Ergebnisse der Diagnostik sind und was sie konkret für mich bedeuten. Und welche Therapie-Optionen sich daraus ergeben.

Er kann mir diesbezüglich Vorschläge unterbreiten. Aber die Entscheidung, welche Therapie letztlich für mich angewendet werden soll, bleibt immer und unter allen Umständen meine eigene Entscheidung. Niemand darf mir diese Entscheidungsautonomie nehmen.

Diese System-Zentriertheit der Schulmedizin, die in ihrer Gestalt den Menschen eher zu einem Objekt des Umsatzes macht, baut zudem auf dem Modell «Angst» auf; letztlich natürlich auf der Angst des Patienten vor Schmerz oder gar dem Tod, die ihn als Folge der Erkrankung in die Mühlen dieses Systems geführt hat.

Man findet aber in den ***komplementären medizinischen Disziplinen*** eine umfangreiche, alternative Angebots-Palette mit einer breiten Auswahl passender Behandlungen. Wo man auch Heilern begegnet, welch diesen ergänzenden Methoden gegenüber offen und aufgeschlossen eingestellt sind.

Hören Sie also – wie in der Liebe – auf Ihr Herz und Ihre Intuition, wenn Sie für sich einen Arzt oder Heiler auswählen. Also: Keine Gesundheit von der Stange. Kein ultimatives Heilsversprechen. Es bleibt aber die köstliche Aussicht auf einen ganz eigenen Pfad zur Harmonie. Und damit die verheißungsvolle Möglichkeit, seinen Lebensweg glücklich und zufrieden gehen zu können.

4.2. STRESS IDENTIFIZIEREN, STRESS ÜBERWINDEN

Haben Sie sich, liebe Leserinnen und Leser, einmal in Ihrem Innern auf die Suche danach gemacht, was Ihnen in Ihrem Leben wirklich Stress bereitet? Was Sie mit Ihrem ganzen Körper in Unruhe versetzt, Ihnen vielleicht den Schlaf raubt und die Stirn in Falten legt?

Es gibt vielerlei Stress, der auf uns einwirkt. Emotionaler Stress im Umgang mit dem Partner oder anderen Menschen. Psychischer Stress auf rund um die Arbeit. Körperlicher Stress, wenn Sie immer unter Zeitdruck stehen und stets von einem Termin zur nächsten Verpflichtung hetzen müssen. Umwelt-Stress durch die erwähnten Komponenten Elektro-Smog, Lärm, Radioaktivität, Umweltgifte und Licht-Verschmutzung. Und dazu kann noch der biologische Stress kommen durch diverse Krankheitserreger wie – Bakterien, Viren, Parasiten – und Pilz-Infektionen. All das belastet unseren Organismus und öffnet damit Tür und Tor für die unterschiedlichsten Krankheiten, die dadurch leichtes Spiel mit uns haben angesichts des Anti-Stress-Kampfes, den unser Körper (also wir!) ständig gegen diese mächtigen Gegner auszuhalten hat.

Sind wir erst einmal krank, weil der Organismus die Waffen gestreckt hat vor diesen (scheinbar) übermächtigen Krankheitserregern – oder weil der Körper ganz von selbst wegen Stress-Überlastung seinen Dienst in bestimmten Bereichen versagt hat –, sollte ein erster Blick gerade diesen vielfältigen Stress-Ursachen gelten. Es macht bestimmt Sinn, dass am Anfang einer Therapie dem kranken Organismus Hilfe zur Selbsthilfe geleistet werden muss, um den Heilerfolg von vornherein auf eine möglichst breite und solide Basis beim Patienten zu stellen. Das heißt: Je weniger Stress der Körper des Patienten zu Beginn einer Behandlung noch auszuhalten hat, desto größer und besser werden die positiven Wirkungen der anschließenden Behandlung und Therapie sein.

Nicht von Ungefähr ist es in jeder Medizin dieser Welt der natürlichste, allererste Reflex, einen Kranken maximale Ruhe zukommen zu lassen. Und diese Ruhe ist nichts anderes, als ein Herausnehmen des Patienten aus seinen Stress-Faktoren. Doch es macht wiederum keinen Sinn, den Patienten nur für die Dauer einer möglichen Krankenbehandlung in diesem wunderbaren Schutzraum der Stressfreiheit zu isolieren. Nur eine dauerhafte «Stressbefreiung» wird ihn nachhaltig von seinen Beschwerden heilen können. Andernfalls, ist ein Rückfall in alte Beschwerdemuster nach Abschluss der Behandlung quasi vorprogrammiert. Die Situation, in der man krank geworden ist, kann nicht diejenige sein, in deren man gesund wird und bleibt.

Die ärztliche Praxis belegt, dass allein diese ausgemachten Stress-Faktoren die ganze Verantwortung für eine diagnostizierte Krankheit tragen. Dann wird natürlich auch die eigentliche Therapie umso einfacher, wenn man schon zu Beginn der Behandlung Ursache und Verstärker der Krankheit – eben den Stress – bearbeitet hat, wie etwa Sorgen und Ängste.

Die Methoden einer Stress-Bewältigung in der ärztlichen Praxis sind natürlich analog dieselben, wie wir sie bereits in den Kapiteln über die präventive Gesundheits-Prophylaxe vorgestellt und diskutiert haben. Als erstes ist hier wieder die Bewusstmachung der verschiedenen Stress-Faktoren für den Patienten zu nennen. Und die Instrumente der Bewusstmachung: Neben dem intensiven Gespräch mit dem Therapeuten sind es die Werkzeuge der modernen Energie-Medizin wie zum Beispiel die Herz-Raten-Variabilitäts-Messung oder die Meridian-Diagnostik.

Diese Forderung zur Selbsterkenntnis gilt für so ziemlich alle bekannten Stress-Arten, die auf uns Menschen einwirken können. Denn Stress, der im Organismus «wirkt», ist vor allem ein natur-elektrischer Zustand, der sich in Potential- und Frequenz-Veränderungen bzw. -anomalien der Zellen, der Organe oder der Nerven- / Blutbahnen manifestiert. Das zeigt sich an der inneren Unruhe, an unserer unbestimmten Nervosität, die uns als Reaktion darauf befallen wird, an einer Überreizung der Nerven oder der Organe. Allenfalls bereits an einem Schmerz, meistens in den Bereichen Kopf und Rücken.

Ein pharmakologischer Eingriff etwa mittels Schmerztabletten, wie es heute ja meist üblich ist, unterbricht oder blockiert die Reizübertragung des Stresses als Schmerz zum Empfindungszentrum, ohne die eigentliche Ursache zu beheben. Zusätzlich um den Preis von Nebenwirkungen, die wiederum einen neuen, nur anders wirkenden Stress darstellen (etwa für die Nieren, die als Organe die Giftstoffe des pharmakologischen Wirkstoffs wieder aus dem Körper bringen müssen). Man tauscht hier am Ende nur einen schädlichen Stress gegen einen anderen aus, ohne an irgendeiner Stelle wirklich die allem zugrundeliegende Ursache aus der Welt geschafft zu haben.

Ganz klar «besser» ist es da, möglichst viel Aufwand gleich zu Beginn einer Therapie in die Bewusstmachung der leicht erkennbaren Stress-Ursachen und deren und Bewältigung zu stecken. Der Patient hat diesen Erkenntnispfad erst einmal allein zu gehen und zu bewältigen. Der Heiler bleibt dabei in erster Linie Coach, Unterstützer, Helfer. Nicht er «heilt» per «Knopfdruck» von außen den Patienten, sondern er hilft ihm lediglich, mit seinen Werkzeugen.

4.3. ECHTE ENTSPANNUNG – LOSLASSEN LERNEN

Die für die echte, tiefe Heilung einer Erkrankung notwendige Überwindung von «Stress» kann bereits auch ein sehr, sehr schmerzhafter Prozess sein. Und zwar immer dann, wenn dieser Stress mit Dingen und Menschen zu tun hat, die uns zwar diesen bereiten, uns aber trotzdem lieb und teuer geworden sind. Es ist schwer auszumachen, was einen hier verbissen festhalten lässt an jenen Faktoren im eigenen Leben, die uns zwar emotional oder gar physisch und auch psychisch schwer belasten können, aber von denen wir einfach scheinbar nicht lassen wollen. Ist es schlichte Gewohnheit, die einem hier vor Veränderung zurückschrecken lässt? Oder eine gewisse Form von Masochismus? Oder glauben wir, dass wir irgendwann doch noch alles zu einem Besseren wenden könnten, wenn wir nur lange genug daran arbeiten würden?

Wie sich jeder einzelne von uns in einer solchen Situation entscheidet, in der zwischen der Fürsorge für die eigene Gesundheit oder dem Festhalten an Liebgewordenem unbedingt auszuwählen ist, kann niemand von außen wirklich beeinflussen; auch kein Arzt oder Heiler. Sollte auch niemand versuchen. Wieder müssen es auch individuelle Entscheidungen sein, die durch ganz persönliche innere Kämpfe auszutragen sind. Das ist das Leben – sich entscheiden müssen. Und anschließend zu seinen Entscheidungen zu stehen, auch wenn es manchmal schmerzlich ist und es sich vielleicht nachträglich einmal als Fehler herausstellen sollte.

Wichtig ist, dass alle existentiellen Fragen des Lebens gerade in einer Situation wie einer Krankheit – und darum geht es in diesem Teil des Buches ja – ohne Vorbehalte behandelt werden. Wenn es um die eigene Gesundheit geht, sollte es keine Tabus im Denken und Entscheiden geben; schon gar nicht, wenn diese Tabus eigentlich allein aus falschen gesellschaftlichen und kulturellen Prägungen des eigenen Geistes stammen. In einer solch existentiellen Situation wie einer Krankheit, die vielleicht sogar lebensbedrohlich ist, sollte man unbedingt ehrlich mit sich selbst sein. In tiefer Innenschau kompromisslos die Ursachen zu identifizieren. Und, so man es letztlich als richtigen Weg für sich erkannt und entschieden hat, diese Ursachen auch beseitigen. Mit allen Konsequenzen, die daraus erwachsen. Ein Sich-Verteidigen gegen unangenehme Einsichten bringt nichts.

Nur so wird es gelingen, wahre emotionale, seelische und körperliche Entspannung für sich selbst herzustellen, ohne die es keine Heilung geben wird. Dafür müssen wir im Zweifel das Loslassen lernen. Das Loslassen von Liebgewordenen, von Vertrautem, von vielleicht längst Selbstverständlichem – wenn es uns eigentlich jedoch nur Stress bereitet und uns unsere (geistige) Freiheit nimmt und unseren Körper mit übermäßigem Chaos oder Starre auf sich reagieren lässt.

Wer es schafft, unvoreingenommen ehrlich in sich hineinzuhorchen, wird von alleine wissen oder herausbekommen, was es eigentlich ist, was ihm jeden Tag den Schlaf raubt, ihn in Unruhe versetzt und ihn in den tiefsten Tiefen seiner Seele belastet. Aber auch ein begabter Heiler kann hier Hilfestellung geben und, so die Ursachen eines Traumas, das Stress auslöst, zum Beispiel in längst verschütteten Erinnerungen einer Kindheit liegen, diese mit Hilfe einer Informations-Diagnostik gemeinsam mit dem Patienten herausarbeiten. Das muss nicht unbedingt etwas mit Psychologie zu tun haben, an diese verschütteten und vielleicht auch verdrängten Traumata heranzukommen. Auch über die natur-elektrischen Potentiale im Körper, über die jeweiligen «dissonanten» Frequenzen eines Energie-Leibes, kann man sich der Art einer (immer natur-elektrisch manifestierten) Störung annähern und auch in den meisten Fällen sicher identifizieren.

Grundsätzlich lässt sich dann – mit dem Wissen, das man zum Beispiel aus dieser natur-elektrischen Frequenz-Diagnostik gewonnen hat – eine solche «Disharmonie» im Körper wieder in eine natürliche, harmonische Schwingung zurückversetzen. Das ist wichtig und sinnvoll, wenn sich eine Krankheit von ihren eigentlichen, möglicherweise emotionalen Ursachen «verselbstständigt» hat und als Krankheit nachwirkt, obwohl das zugrundeliegende Trauma beim Patienten längst bewältigt und beseitigt ist.

Das Ziel jeder Therapie ist das Herstellen einer umfassenden emotionalen, psychischen wie physischen Entspannung für den Patienten; das Herstellen einer echten natur-elektrischen Harmonie auf allen Ebenen seines Seins. Einem Sein, das sich aus sich selbst heraus frei macht von allen schädlichen Bedingungen, dieses Leben bisher dessen unterworfen war. Das all jenes im eigenen Leben loszulassen gelernt hat, was einem selbst ins Chaos oder in vollständige Erstarrung geführt. Wozu auch gehört, dass man im Zweifel den schmerzlichen Weg geht, Bindungen zu Menschen, die einem eigentlich nicht gut tun, «loszulassen».

Keine Angst vor Veränderungen des eigenen Lebens, der eigenen Sicht auf das Sein. Es geht nicht darum, das Leben zu verändern nur um des Veränderns willen. Loslassen, wie es hier gemeint und beschrieben ist, darf und kann die letzte Alternative sein auf dem Weg zur eigenen vollständigen Entspannung – wenn sonst nichts mehr hilft. Eine Harmonie zwischen mir – vor allem in mir – und den Anderen) herzustellen. Ohne diese Harmonie keine Heilung. Man kann sich immer auch anders entscheiden. Eben: Freiheit des eigenen Willens.

4.4. POLARITÄT ALS CHANCE ZUM GLÜCK – AUS MINUS WIRD PLUS

An dieser Stelle müssen wir jetzt eine Erklärung einschieben für etwas, das traditionell die zwischenmenschliche Beziehung zwischen Heiler auf der einen und dem Patienten auf der anderen Seite am Beginn einer Behandlung oftmals belastet. Jede «negativ» klingende Diagnose, die ein Arzt oder Heiler aufgrund seiner diagnostischen Möglichkeiten für den Patienten erstellt und dabei auf mögliche Ursachen einer Erkrankung hinweist, wird vom Patienten zunächst möglicherweise als eine Art von Kritik verstanden. Obwohl jede Ursache ihren Ausgangspunkt letztlich immer im Patienten selbst hat (in seinem Leben, seinen Genen, seinen Lebensumständen, seinem Verhalten). Und wirklich «kritikfähig» sind ja die wenigsten von uns Menschen.

Daher kann die Kritik, die in jeder Form von Diagnose irgendwie drinsteckt, auch als ein trennendes Element zwischen beiden Beteiligten auftreten. Was natürlich einer Behandlung in ganzheitlichem, integralem und partnerschaftlichem Sinne entgegenwirken kann. Es muss daher gelingen, diesen negativen Nimbus einer Diagnose in etwas Gegenteiliges, Positives zu verwandeln. Und das geht wiederum allein nur, wenn der Patient sich mit der Funktion und dem Wert einer Diagnose für sich und sein Leben auseinandersetzt.

Aber es fällt oft schwer, etwas akzeptieren zu lernen, das uns naturgemäß in Frage stellt. Denn eine Diagnose über uns liegt nur dann vor, wenn der harmonische Zustand der Gesundheit durch irgendetwas «in uns» gestört wurde. In einer solchen Situation heißt es aber für uns als Patient, die Diagnose nicht als «Kritik» an uns zu werten, sondern als eine Chance zur Veränderung wahrzunehmen.

Im Gegenzug sollte es für den Heiler selbstverständlich sein, niemals der Versuchung zu erliegen, aus seiner Kompetenz, eine medizinische Diagnose für den Patienten zu erstellen, Autorität oder gar Macht über diesen auszuüben. Sich gewissermaßen sogar über ihn zu erheben. Eine solche Konstellation wäre schon in sich destruktiv, und würde den Beiden am Ende gar nichts einbringen. Gelingt es aber, die Polarität dieser Beziehung «umzudrehen», könnte aus der als negativ empfundenen Diagnose eine positive Richtschnur für ein erfolgreiches Therapie-Konzept werden.

Eine mehr als symbolische Metapher für dieses Prinzip der «Ladungsumkehrung» (aus «Negativ» wird «Positiv») ist dabei das natur-elektrische System, auf dem alles Sein des Menschen letztlich gründet; also auch der emotionale Umgang mit (negativer) Kritik: Auch in der Natur-Elektrizität nennen wir den Ladungsüberschuss eines Moleküls oder Atoms «negativ» (gemeint ist damit ein Überschuss an Elektronen), obwohl die Wirkung dieses Überschusses mit negativer Ladung in unserem Körper vor allem eine «positive» Wirkung ist. Aller Stoffwechsel in unserem Körper lebt ja zum Beispiel von diesem Elektronen-Überschuss.

So selbstverständlich sich das alles hier auf diesen Papierseiten vielleicht anhören mag – die Umkehr unserer Wahrnehmung bzw. unserer emotionalen «Polung» im Moment einer für uns «kritische» Diagnose bleibt so oder so keine leichte Aufgabe.

4.5. **WAS DER KÖRPER WILL – SCHICKSAL ANNEHMEN**

Ein weiteres, eher schwierigeres Thema im Bereich Heiltherapie ist die Auseinandersetzung mit der «Funktion» einer Krankheit. Nichts in unserem Universum passiert ohne einen «Sinn»; das gebietet der Blick zurück in die Geschichte des Kosmos und vor allem in die Geschichte des Lebens. Alles Sein «fließt» auf der Zeitachse in Richtung eines qualitativen Aufstiegs – vom Chaos zur absoluten Harmonie einer idealen oder auch utopischen Zukunft. Doch was, auf einer aktuellen Etappe dieses Weges, mag da der «Sinn» meines ganz individuellen Leidens sein? Eine Frage, die man sicher nie ganz bis zum Ende beantworten kann. Doch: sehe ich einen Sinn in meiner Krankheit, ist dies schon die halbe Strecke zur Heilung.

Ein Deutungsversuch, der aus unserer Sicht am nächsten liegt: Krankheit «zwingt» einen Jeden zum Innehalten. Egal wie sehr wir in einem hektischen und über die Maßen beschleunigten Leben auch eingespannt zu sein glauben, eine plötzliche Erkrankung mit Begleiterscheinungen wie Schmerzen und vielleicht Fieber nimmt uns aus dem täglichen Wettlauf heraus, in dem es uns (Bett-)Ruhe aufnötigt, mindestens aber unsere Aufmerksamkeit und unsere Wahrnehmung auf die Belange unseres Körpers lenkt. Der Organismus verlangt von uns Beachtung, indem er uns demonstriert, wie empfindlich und sensibel er auf mögliche Störungen seiner inneren (natur-elektrischen) Balance zu reagieren weiß.

Krankheit ist also in diesem Sinne ein Hilfeschrei unseres Körpers, die Bedingungen, unter denen unser irdischer Leib (oder auch unsere Seele) zu leben hat, zu überdenken. Krankheit verlangt somit auch immer nach einer Veränderung dieser Situation. Ein bloßes Ausschalten der Symptome bringt vielleicht kurzfristig Besserung; aber es ist sicher, dass solcherlei lediglich «überdeckte» Beschwerden immer wieder kehren werden, bis die eigentliche Ursache beseitigt ist. Oder der Körper in die Lage versetzt wird, sich selbstständig den Krankheits-auslösenden Faktoren zu widersetzen.

Allerdings gibt es auch Faktoren einer Krankheit, die sich nicht unmittelbar oder einfach so «aus der Welt» schaffen lassen, weil diese Ursachen sehr viel tiefer liegen. Im Wesen des Patienten, die in den «höheren» Bewusstseins-Ebenen des Seins (also im sogenannten Informationsraum nach Burkhard Heim) für das Individuum abgelegt sind. Man kann diese ein Leben im Diesseits prägenden, irgendwie aber «jenseitigen» Faktoren einer Krankheit – im fernöstliche Sprachgebrauch würde man dies auch «Karma» nennen – nur sehr schwer greifen. Aber gleichwohl «wirken» sie auf uns ein und lassen sich auch mit modernen Technologien, die zwar diese Ebenen des Menschseins erreichen können, nicht immer nach dem Maß dessen beeinflussen, was wir gemeinhin als «Heilung» bezeichnen.

Hierbei spielt natürlich auch eine Rolle, dass Heilung – also das Herstellen einer harmonischen Balance der eigenen Gesundheit immer ein Prozess ist, ein Weg, den man als Patient zu gehen hat, wenn man an sich und seiner menschlichen Konstitution arbeiten möchte. Was man noch vor sich hat, das weiß man immer erst, wenn man diesen Weg bis zum Ende gegangen ist und zurückschauen kann. Bis dahin aber hilft ein Annehmen einer Krankheit, die sich nicht leicht bewältigen lässt. Auch mit allen Schmerzen seinen Frieden zu machen - und mit dem eigenem Schicksal.

Die Erkenntnis ist – oder sollte zumindest sein: Krankheit und persönliches Leiden steht dem eigenen Herausbilden einer inneren Harmonie nie grundsätzlich im Wege. Im Gegenteil: Wer auch «gegen» die (oder besser: trotz der) Krankheit seine Harmonie und seinen Frieden zu finden weiß, hat die wesentliche Herausforderung dieser «Prüfung» schon auf jeden Fall gemeistert – mit dann immer besten Heilaussichten, auch gegen jede menschliche Vernunft. Diese innere Harmonie gegen alle Widerstände einer schweren Erkrankung trägt die Verantwortung für eine Vielzahl von sich daraus entwickelnden sogenannten «Wundern» in der Medizin.

Aber auch wenn solche «Wunder» im eigenen Fall ausbleiben und das Schicksal seinen vollen Tribut von einem fordert – am Ende können wir nie mehr verlieren als das irdische Leben; und so hart es immer wieder auch klingt: Das wird jeder von uns irgendwann sowieso wieder abgeben müssen. Und genau diese Erkenntnis führt uns wieder zurück zu dem nun mehrfach angesprochenen Umstand, dass es bei jeder Betrachtung von Schmerz, Leiden und Krankheit immer um den dem irdischen, materiellen Leben zugrunde liegenden Energie- und Informations-Leib geht. Egal in welcher Situation sich der materielle Körper also gerade befindet in seiner auf letztlich Gebrechlichkeit programmierten Konstitution: wenn sich unser Geist – unsere Seele – dabei trotzdem gut fühlt, und wir unsere energetische (natur-elektrische) Mitte trotz oder gerade aufgrund allem weltlichen Leidens gefunden haben (oder finden können), können wir Krankheit ganz automatisch leicht annehmen und aushalten.

Als unser ganz individuelles Schicksal. Als unsere ganz eigene Herausforderung, die wir in unserem Leben zu meistern haben. Und vielleicht als ein Teil des Pfades, der uns dorthin führen wird, das Ende dieses Lebens in dieser Welt akzeptieren zu können. Und so das «Loslassen» zu lernen – das Loslassen des irdischen Leibes, um das letztlich keiner von uns herumkommt. Klar ist: wir sind nicht unser Leib, wir haben einen Leib.

4.6. ILLUSIONSLOSER REALISMUS – LEBEN OHNE ANGST

Ja, unser Leib ist sterblich. Diese materielle Hülle, die unserer Lebens-Energie als Medium dient, sich in einem materiellen Kosmos selbst zu materialisieren, ist vergänglich. Es macht keinen Sinn, sich hier irgendetwas selbst vorzumachen – gerade nicht in einem Abschnitt dieses Buches, das von den Möglichkeiten der Heilung den Menschen auf Basis seiner natur-elektrischen Existenz berichten will. Das ist auch kein Paradoxon – Heilung und Sterblichkeit. Eine Heilung – eine Heilbehandlung – kann niemals mehr sein als bloß ein Abschnitt auf diesem Weg des diesseitigen Lebens von der Zeugung und Geburt bis hin zum Tod. Zwischen diesen beiden Enden – Zeugung und Tod – spielt sich jede Medizin ab. Und gerade zum Ende hin, in der Nähe des Todes, wird es zwingend, dass Heiler und Patient sich mit dem Sterben auseinandersetzen.

Gemeint ist hier nicht die philosophische oder theologische Deutung des Todes; die ist auch wichtig für unseren Lebensweg. Aber in Bezug auf Themen wie «Heilung», «Behandlung» und «Therapie» innerhalb der Medizin bzw. des Gesundheitswesen ist vor allem die emotionale Bedeutung von Tod und Sterben für die Konstitution des Patienten von Wichtigkeit. Hat der kranke Mensch, der sich in die Hände eines Arztes oder eines Heilers begibt, Angst vor dem Tode? Oder hat er bereits seinen Frieden gemacht mit dem unausweichlichen? – Wie auch immer die Antwort auf diese Fragen ausfällt, es hat stets unmittelbare Auswirkungen auf die Befindlichkeit des Patienten.

Als Patient hilft uns hier – wie gezeigt – allein die bedingungslose Ehrlichkeit mit uns selbst. Und die finden wir, wenn wir – vielleicht erst uns einmal ganz bewusst die Zwangsläufigkeit des Todes illusionslos vor Augen halten. Es braucht dazu nicht immer die dramatischen Erlebnisse etwa einer Nahtod-Erfahrung. Es reicht, wenn wir nach bereits bestandenen Erlebnissen in unserem Leben suchen, wo wir eine unabwendbare Zwangsläufigkeit für uns zu akzeptieren gelernt haben, eine solche Zwangsläufigkeit vielleicht in der Rückschau sogar gerne angenommen haben.

Neben dem Ziehen eines Zahnes kann der erste Schultag ein solches in der Erwartung Angst machendes, in der Rückschau schönes Erlebnis gewesen sein. Auch der bewusst miterlebte, friedliche Tod eines nahen Angehörigen mag letztlich eine solch positive Erfahrung gewesen sein. Egal was – aus diesem «Vorher» (war es schlimm) und «Nachher» (war es gar nicht so schlimm) können wir lernen, dass uns immer nur die Erwartung von einem vermeintlich schlimmen Ereignis, das wir doch nicht abwenden können, in allergrößte Angst versetzt. Hat man die Situation dann aber durchlebt, löst sich die Angst in der Rückschau oft vollständig auf. Allenfalls bleibt eine neutrale Erinnerung an die vergangene Angst. Das Erlebnis selbst hat die Angst neutralisiert. – Und nicht anders ist es auch mit dem Sterben.

Allerdings – es gibt eine Ausnahme bei diesen Angst machenden Erlebnissen und ihrer Überwindung durch Erleben: bei durchlebten Schmerzen vergrößert sich oft das Angst-Trauma vor dem Schmerz. Und das kann natürlich in der Konsequenz auch die Angst vor dem Tod ins Unermessliche wachsen lassen, so man den Tod vor allem in Verbindung mit Schmerz assoziiert. Da hilft einem auch nicht, dass man den real erlebten Schmerz ja bisher durchgestanden haben muss.

Aus dieser emotionalen «Falle» kann uns nur ein Heiler, Helfer «befreien», der um die Bedeutung einer konsequenten Schmerztherapie weiß. Und zu dem wir das Vertrauen im ultimativen Belastungsfall (sogar im Angesicht des Todes) entwickeln können, dass er uns in dieser letzten Phase des Lebens vor Schmerz bewahren wird mit den ihm zur Verfügung stehenden Mitteln, auch aus der klassischen Schul-Medizin. Nur so kann in einem solchen Augenblick mit der Angst vor dem Schmerz auch die Angst vor dem Tod zusammen bewältigt und überwunden werden.

Aber – wie auch immer wir die Angstfreiheit (vor dem Tod; aber auch vor dem Leben oder dem Schmerz) für uns letztlich realisieren werde: je früher wir uns dieser größten Herausforderung unseres Denkens und Fühlens stellen, desto eher werden wir unser Bewusstsein in diesen Schutzraum der vollständigen inneren Harmonie führen, der uns auch vor den schlimmsten Leiden und den schwersten Krankheiten nicht einknicken lassen wird.

4.7. EIN FREIER GEIST FÜR EINEN GESUNDEN KÖRPER

Wenn es um unsere Gesundheit geht, sollten wir wirklich lernen, absolut frei zu denken und absolut frei zu entscheiden. Und uns von alten und nur vermeintlich bewährten Klischees gerade in der Medizin souverän und autonom lösen. Ärzte, die sich auf bestimmte Operationen spezialisiert haben, werden diese, gemäß ihrer Überzeugung immer wieder durchführen. Möglicherweise ohne zu hinterfragen, ob diese wirklich sinnvoll und die beste Behandlungs-Alternative sind.

Ein Krankenhaus, dass nur eine Pauschale für Ihren stationären Aufenthalt von der Krankenkasse erhält, tendiert dazu, Sie so schnell als möglich zu entlassen. Egal, ob Sie dafür eigentlich schon bereit sind oder nicht. «Blutig entlassen» wird das – nicht ohne derben Zynismus – in Fachkreisen genannt. Und ein Hausarzt, der z.B. in Deutschland aktuell 31 Euro pro Quartal für Gespräche mit einem Patienten erhält, wird sich im Gespräch maximal kurz fassen. Und so üblicherweise nie erfahren, welche Erlebnisse, Erfahrungen oder Probleme des Patienten möglicherweise hinter einer Erkrankung wirklich stehen. Und stattdessen weitere (meist teure) Apparate-Diagnosen, Verschreibungen oder apparate-gestützte Therapien veranlassen, die oft (sogar statistisch belegt) sinnlos sind, aber zusätzliche Einnahmen generieren.

Um die Systematik dieser Krankheits-Wirtschaft (im Gegensatz zu einem Gesundheitssystem) zu durchschauen, braucht es nicht mehr als ein bisschen gesunden Menschenverstand. Und anschließend einen festen, freien Entscheidungswillen, sich nicht länger den Widrigkeiten oder sogar Gefahren für Leib und Leben eines solchen Systems auszusetzen.

Über 15 Millionen Operationen werden jedes Jahr (!) in Deutschland bei den Krankenkassen abgerechnet – und das bei 88 Millionen Einwohnern. Deutschland ist damit einsame Spitze in der Welt. In Österreich und der Schweiz sehen die Quoten nicht viel anders aus. Experten schätzen, dass nur ein Bruchteil dieser Operationen wirklich sinnvoll und medizinisch geboten sind. Wie viele – das kann die Forschung und die Branche allerdings nicht sagen, weil es bis heute keine Qualitätssicherung in der Medizin gibt. Mehr noch: Arztverbände geben selber zu, dass die Chirurgie als medizinische Disziplin keine exakte Wissenschaft sei. Keine offizielle Studie habe bis heute die Wirksamkeit von Operationen umfassend qualitativ bewertet. Eigentlich sei die Wirksamkeit der Chirurgie sogar sehr viel schlechter dokumentiert, als die meisten komplementär-medizinischen Therapien.

Ein freier Geist sollte bereit sein, all diese Umstände und Fakten (die heute auch im sogenannten Mainstream mehr und mehr diskutiert werden, weil man sie einfach nicht länger ignorieren kann) kompromisslos zu hinterfragen und seine persönlichen Schlüsse daraus ziehen. Ein Arzt, der lange Jahre in Norwegen praktiziert hat und vor einigen Jahren nach Deutschland zurückkam, um hier eine neue allgemeinmedizinische Praxis zu eröffnen, war geschockt, als er den Arzt-Patienten-Alltag hier kennenlernte. Kaum Zeit für Patienten-Gespräche, Patienten, die ultimativ Rezepte als «Beute» ihres Arztbesuches forderten, rabiate Pharmavertreter, die ihn mit immer höheren Prämien und größeren Geschenken zu bestimmen Verschreibungen überreden wollten. Seiner Ansicht nach ein im höchsten Maße pervertiertes System, dass alles Mögliche erreicht, aber so gut wie nie die Gesundheit des Patienten.

Mittlerweile ist es diesem Arzt gelungen, seinen Patienten wieder beizubringen, dass das Ziel eines Besuches bei ihm das Herstellen von Gesundheit, Wohlbefinden sei. Er führt dazu – egal was es finanziell einbringt – Gespräche mit seinen Klienten, die eben so lange dauern, wie sie dauern müssen. Bis er ihre Lebensrealität kennt und sicher entscheiden kann, was eine bestimmte Beschwerde ausgelöst hat. In den seltensten Fällen muss dann pharmakologisch eingegriffen werden. Eine Änderung etwa der Ernährung hilft bestimmte Arten von Kopf- oder Leibschmerzen in den Griff zu bekommen, bewährte Hausmittel helfen z.B. gegen Durchfall. Eigentlich altes, selbstverständliches Heilwissen, das früher jede Hausfrau kannte, heute aber den Menschen mit ihrer modernen Lebensweise konsequent aberzogen wurde.

Das genannte Beispiel soll zeigen: Der Wandel in der Medizin hat auch in unserer westlichen Kultur bereits angefangen. Vernunft und gesunder Menschenverstand – kombiniert mit altem und neuem Wissen – setzen sich wieder durch, weil dem, was die Schulmedizin in den letzten Jahrzehnten im Heilwesen angerichtet hat, zwangsläufig die Gegenbewegung folgen muss. Es liegt an uns, mitzuhelfen und so zu reagieren, dass das Heil- und Gesundheitswesen endlich auch bei uns seine harmonische «Mitte» zwischen Tradition und Moderne finden kann.

Ein «freier Geist für einen gesunden Körper» heißt in erster Linie: sich nicht mehr beeindrucken zu lassen. Nein – sagen lernen. Wenn wir Therapeuten nur das erlauben, mit uns anzustellen, was unsere freie Entscheidung ist. Und wer uns unter Druck setzt, dem sollten wir unser Vertrauen entziehen.

Medizin hat sich um uns Menschen als Patienten zu drehen. Wir sind kein «Rohstoff», aus dem eine Branche maximalen Profit herausschlagen darf. Wer diesen Respekt als Heiler oder Therapeut seinen Patienten gegenüber nicht aufzubringen vermag, hat seine Berechtigung, in diesem Beruf tätig zu sein, bereits verspielt. Der andere Weg: Ruhe statt Angst verbreiten. Verständlich informieren statt Druck aufsetzen. Partnerschaft statt Diktat. Sanft statt maximal invasiv. Liebe statt Profitmaximierung. Zeit nehmen statt Hektik verbreiten. Vertrauen schenken statt Angst machen. Individuelle Betreuung statt flächendeckend uniform ab Fliessband.

Wer als Mensch und gelegentlicher Patient eine solche Souveränität und ein solches Selbstbewusstsein im Umgang mit seiner Gesundheit und den Belangen seines Körper entwickeln kann, und diesen fairen Umgang von seinem Arzt und Heiler (gewissermaßen auf Basis der Nächsten-Liebe) einzufordern versteht, wird schnell feststellen, wie sich praktisch von ganz alleine wieder Wohlbefinden, Gesundheit einzustellen vermag. Mit weniger sollte sich – wir wiederholen uns da ganz bewusst – kein Patient zufrieden geben. Und mit weniger sollte kein Arzt und Heiler seinen Patienten nach Hause gehen lassen.

4.8. **DER SINN DES GESUNDSEINS**

Was ist eigentlich dieses «Gesundsein», um das sich so viele Gedanken des Menschen drehen, und das sich wohl alle Menschen am meisten für sich und ihre Lieben wünschen? Man kann «Gesundheit» mit der Abwesenheit von Schmerz, Leiden und Beschwerden beschreiben. Aber auch mit einem größtmöglichem emotionalen, psychischen wie physischen Wohlbefinden. Letztlich ist es jedoch die absolute natur-elektrische Harmonie unseres Wesens auf allen zwölf Energie- und Informations-Dimensionen, was über die ersten beiden Beschreibungen der Gesundheit hinaus den Bezug unserer Gesundheit (= absolute Harmonie) mit allem Sein im Kosmos nahelegt. Wir sind nie allein als Individuum, das auf dieser Erde lebt und wirkt und hier nur für sich allein gesund sein kann. Wir sind immer auch alles Sein, verbunden über jene natur-elektrische oder Lebens-Energie, die nie vergeht, nie weniger wird, immer ist und immer sein wird. Und die immer mehr hin zu einer ständig größeren Harmonie ihrer Gesamtheit im Kosmos strebt.

Es ist – um eine Metapher zu gebrauchen – irgendwie so, als würden wir ein Glas Wasser aus einem riesigen Meer von Gläsern voller (Energie-)Wasser für eine gewisse Zeit bekommen. Und müssten nun darauf aufpassen, dass dieses Wasser in unserem Glas (= Leib) nicht zu sehr in Unruhe versetzt oder gar verschüttet würde. Verschütten wir das Wasser doch, weil es aufgrund unseres Lebens zu hohe (chaotische) Wellen in unserem Glas schlägt, bleibt es doch Wasser und geht nie wirklich verloren. Nur unserem Glas geht dieses Wasser verloren. Und dem ganzen Meer von Gläsern fehlt es damit ein wenig an Harmonie und Ordnung. Aber das ist nicht wirklich schlimm. Es bleiben noch unendlich viele weitere Möglichkeiten, diese Gläser mit Wasser nicht zu verschütten, sondern sich zu bemühen, sie in eine absolute innere Ruhe und Harmonie zu versetzen.

Wenn wir daran arbeiten, diese natur-elektrische Energie in uns in eine kosmische Balance zu bringen, in ein dynamisches Gleichgewicht der Potentiale, in eine absolute Harmonie der Frequenzen, so tun wir das einerseits für uns und unser Glück und Wohlbefinden im Hier und Jetzt. Wir tun es damit aber auch zwangsläufig für alles andere in diesem Universum, dass sich in seiner Dynamik und seiner Kraft auf ganz genau dieselbe natur-elektrische Energie gründet wie wir. Und das sind zum einen alle anderen Menschen, die Menschheit an sich, mit der wir über und durch diese gemeinsame Energie verbunden sind. Und eben auch alles andere, was dieses Universum ausmacht und nach den natur-elektrischen Gesetzen der Physik sich bewegt, sich sortiert, eben einfach «ist».

Natur-Elektrizität ist der gemeinsame Nenner, der Alles mit Allem verbindet. Und der Alle mit allen Anderen eins werden lässt. In dieser eigentlich schier unfassbaren Matrix des Seins, die aber dann doch wieder ganz einfach zu verstehen ist, liegt begründet, warum uns das Schicksal eines anderen Menschen immer auch berühren kann und wird. Ob wir es nun wahrnehmen und zulassen oder nicht. Es ist dieselbe Energie, dieselbe elektrische Kraft, die ihn leiden lässt oder Schmerzen zufügt, wie sie auch in uns am Wirken ist. Und alles was wir erleben und empfinden, wirkt ebenso auf alle anderen, die wir mit unserer Energie erreichen – bewusst (über die Kommunikation der Sinneswahrnehmung) oder unbewusst (mittels des morphogenetischen Informationsfelds).

Unser eigenes Gesundsein, also unser eigenes Vermögen, Glück und Harmonie in und mit unserem Energie-Haushalt herzustellen, macht den Kosmos zu einem qualitativ «besseren» Ort. Und sorgt dadurch dafür, dass es eigentlich nicht nur uns besser bzw. richtig gut geht in unserer unmittelbar erlebten Fröhlichkeit und unserem Glück, sondern es «strahlt» von uns auch immer auf alle anderen Menschen (und Lebensformen) ab. Ganz zwangsläufig, von alleine, aufgrund der kosmischen bzw. physikalischen Gesetze des Energieerhaltungssatzes und der Energieflusstheorie (für elektrische Felder).

Auf dem Weg des Seins durch die Zeit ist es zudem «sinnvoll» und daher «logisch», dass sich die (energetische) Gesundheit des Menschen kontinuierlich (qualitativ) weiterentwickelt – eben auf diesen idealen Punkt zu, wo es keine Krankheit und Leiden des Menschen im heutigen Sinne mehr geben wird. Derzeit eine unglaubliche Utopie – sicher. Aber wer einmal die Systematik des Lebens – des natur-elektrischen Lebens – bis ins letzte Detail verstanden und begriffen hat, dem wird es wiederum ganz selbstverständlich sein, dass man mit dem wachsenden Wissen über die Harmonie des natur-elektrischen Lebens auch dauernd mehr lernen wird, wie sich diese absoluten, harmonischen Zustände in wirklich allen Bereichen des Lebens und Seins aktiv beeinflussen lassen.

Wenn es soweit ist, werden wir uns vielleicht einmal täglich für ein paar Minuten einem Apparat anvertrauen, der aktiv über alle verfügbaren (elektrisch leitenden) Antennen des Menschen die elektrischen Felder, Flüsse und Ströme in unserem Organismus (auf allen Energie- und Informationsdimensionen) in eine natürliche Balance bringen wird. Krankheit, wie wir es heute noch kennen, könnte und würde dann einer Vergangenheit angehören, an die sich die Menschheit als einen begrenzten Abschnitt des Seins erinnern würde. Und – ohne Krankheit in einem permanenten Zustand energetischer Harmonie, würden wir Menschen endlich die vollen «Potentiale» unserer wunderbar konstruierten materiellen Körper vollständig und bewusst ausschöpfen können, was ein langes **und** mit in hoher Lebensqualität geführtes Leben bedeuten würde.

Was Sie, liebe Leserinnen und Leser, jetzt vielleicht noch für Science-Fiction halten werden, ist mittlerweile längst nicht mehr **nur** Utopie, wie Sie im nächsten Abschnitt dieses Buches («5. Das ‹zeitgemäße› Gesundheitszentrum») sehen werden. Dank den neuesten Erkenntnissen aus dem Bereich der Quantenphysik und darauf aufbauenden neuen, bahnbrechenden Technologien für die Energie- und Informations-Medizin sind viele, eben noch märchenhaft anmutende Verfahren im Heilwesen schon heute wunderbare Realität. Wir werden dazu einige überzeugende Beispiele nennen. Seien Sie also gespannt, wohin uns die Suche nach der absoluten Harmonie und der Sinn des Gesundseins bereits geführt haben.

5. DAS «ZEITGEMÄSSE» GESUNDHEITSZENTRUM

«Von allem das Beste» – so lässt sich vielleicht das optimale Konzept einer neuen Form von Gesundheitszentrum beschreiben, wie wir es verstehen. Auch wenn der Text dieses Buches bis hierher vielleicht über weite Teile wie ein kompromissloses Plädoyer vor allem gegen die Schulmedizin geklungen haben mag – selbst bestimmte Methoden und Praktiken dieses Medizin-Zweiges würden wir als Autoren dieses Buches nicht ausgeschlossen wissen wollen, wenn es gilt, aus dem, was bisher vor allem als ein «Kranken»haus bekannt war, ein «Gesundheits»haus (oder eben -zentrum) zu machen.

«Von allem das Beste» – das meint aber vor allem, sich von den Erfolgen und der inneren (bestechenden) Logik einer Diagnose-Technik oder Heil-Therapie leiten zu lassen bei der Beurteilung dessen, was einem Patienten als Angebot in einem solchen Gesundheitszentrum gemacht werden soll. Im Mittelpunkt aller Planungen und Entwürfe steht dabei eben allein der Mensch, der sich an dieses Gesundheitszentrum wendet, um Hilfe und Unterstützung auf seinem ganz eigenen Pfad durch das Leben und natürlich auch durch eine Krankheit zu finden.

So herausfordernd der Anlass auch sein mag, der einen Patienten sich an ein Gesundheitszentrum wenden lässt, er muss und sollte eine positive Empfindung entwickeln können dürfen, wenn er an seinen Besuch beim Arzt oder Heiler (in einem solchen Gesundheitszentrum) nachdenkt und dann ggf. auch unternimmt. Ein solcher Ort muss Frieden und selbst Harmonie ausdrücken, wenn er genau diese Empfindungen auch an seine Besucher (= Patienten) weitergeben und vermitteln soll.

Gleiches gilt für die Menschen, die in einem solchen Gesundheitszentrum arbeiten. Nur wenn sie bereits diese Mitte der Harmonie auf die Patienten ausstrahlen können, werden sie auch Patienten «anstecken» können mit diesem lebensbejahenden Lebensgefühl.

Gemeint ist hier aber nicht, wie es vielleicht auf den ersten Blick klingen mag, eine alberne Glückstrunkenheit, wie sie im medialen Mainstream gerne klischeehaft und stereotyp für «Kinder des Lichts» benutzt werden. Gemeint ist vielmehr ein «Ruhen» der Mitarbeiter und Heiler in sich selbst, ein tiefgründiges positives Lebensgefühl, das auf eigenem Glück und Frieden aufbaut.

DER MENSCH IM MITTELPUNKT

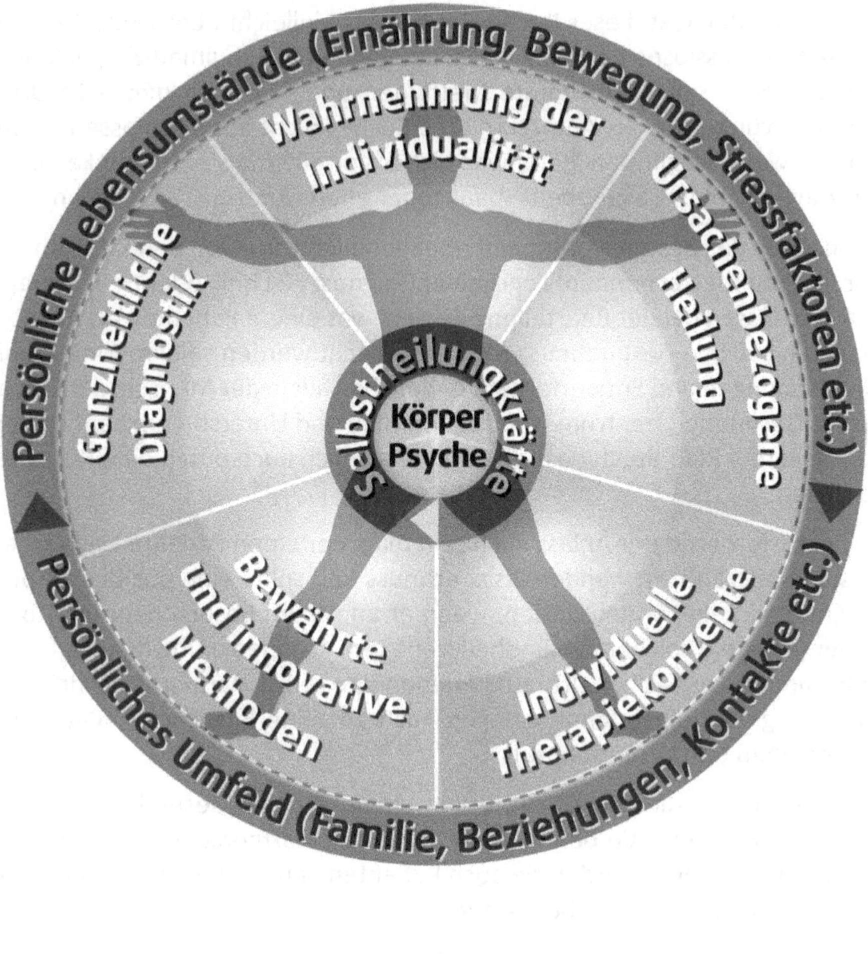

Und sich als eine persönliche Ausstrahlung oder Charisma des Menschen als Harmonie auf andere Menschen übertragen wird.

Fröhliche Menschen machen fröhlich. Glückliche Menschen machen glücklich. Erlebte Harmonie (zwischen anderen Menschen) versetzt einen selbst in Harmonie, wenn man der Harmonie der anderen teilhaftig werden darf. Lachen ist ansteckend. Auch schon ein Lächeln wird meist erwidert. Strahlende Augen, in die man blickt, vermitteln einem selbst Ruhe und Sicherheit, sogar Geborgenheit. Auf all diese Empfindungen kommt es an, wenn ein Mensch und Patient ein erstes Mal ein Gesundheitszentrum (oder eben ein «Krankenhaus») betritt.

Und – schlägt ihm die sterile Kälte von pflegeleichten Oberflächen entgegen? Oder sind es lebendige Räume, in denen er sich und seinen Leib / seine Gesundheit anderen Menschen anvertrauen soll (darf)? Was sieht der Patient, wenn er aus dem Fenster schaut – Bäume, Wiesen, vielleicht einen Bach oder See? Oder doch nur Straßen, Autos und Betonwände? Was ist hier zu hören – die Ruhe eines Sinnenraums? Oder der Lärm der Straße und gestresste Menschen?

Das **alles** beeinflusst einen Patienten, wenn er zu einen Arzt oder Heiler kommt, um sich letztlich untersuchen und behandeln zu lassen. Und all das lässt ihn zu Ruhe kommen und sich öffnen seinem Gegenüber.

In der fernöstlichen Hemisphäre beschreibt das «Feng Shui» als Teil der daoistischen Philosophie eine solche Harmonisierung des Menschen mit seiner Umgebung, die durch eine besondere Gestaltung der Wohn- und Lebensräume – oder eben eines Gesundheitszentrums - erreicht werden kann. Die Raumgestaltung und Baugestaltung erfolgt dabei nach verschiedenen, ganz genau definierten Regeln, die sicherstellen sollen, dass sich sogenannte «verstockte Energien» nicht in diesen Räumen festsetzen können und das Qi (die universelle Lebens-Energie; man kann auch sagen: das natur-elektrische Feldpotential) frei fließen kann.

Ob die «positive Energie» eines solchen Raumes tatsächlich wirkt – abseits alle Vorurteile, die es gegenüber solchen Konzepten immer noch gibt –, kann jeder selbst überprüfen, indem die Wirkungen eines Raumes oder Ortes auf die ganz eigenen Empfindungen analysiert und vor sich selbst beschrieben werden. Macht ein «Raum» mich heiter – öffnet er meine Sinne und Wahrnehmung? Oder fühle ich unmittelbar eine innere Opposition zu den Raumeindrücken, die auf mich einströmen? Jeder wird so leicht feststellen können: Räume, Gebäude, Orte wirken mit ihren Atmosphären auf uns und beeinflussen unsere Empfindungen und Stimmungen. Da gibt es kein Entrinnen, denn wir nehmen nun einmal unsere Umwelt allein durch Sinneseindrücke wahr. Und jede Raumgestaltung entscheidet darüber, wie diese Eindrücke aussehen, die mich erreichen; und wie ich sie in Wechselwirkung mit mir emotional interpretiere – als eben fröhliche und heitere Orte, die mir Ruhe, Kraft und Heiterkeit geben. Oder eben das genaue Gegenteil.

Es ist sicher klar, dass wir sehr viel lieber uns dorthin wenden werden, wo auf diese sensible Empfindungsfähigkeit von uns sinnlichen Menschen ganz bewusst Rücksicht genommen wird. Nicht um uns zu manipulieren (wie es vielleicht mit gleichen Mitteln in einer Einkaufs-Mall passieren mag), sondern um die optimale (energetische; informelle) Basis zu legen für das, was dem Betreten eines Gesundheitszentrums in der Regel folgt: die eigentliche Untersuchung des Patienten und ggf. dessen Behandlung. Die können nun, dank der unbelasteten Atmosphäre in einem ehrlichen und natürlich anmutenden Umfeld, ohne ablenkende Belastungen der Sinneswahrnehmung des Patienten ungestört in einer Situation des Friedens und des Vertrauens stattfinden. Optimaler Weise mit einem Heiler als Gegenüber des Patienten, der seine Funktion als Partner des Patienten und Coach auf dessen Weg zum Gesundsein gerne wahrnimmt und aufgrund seiner eigenen Zufriedenheit die Nächsten-Liebe schenken kann, die ein Patient in seiner Not nun mal braucht.

5.1. PLÄDOYER FÜR EINE «INTEGRIERTE MEDIZIN»

«Integrierte Medizin» – was ist das, was kann es ein? Schauen wir uns die ursprüngliche Wort-Bedeutungen von «integriert» an: «integer» heißt ganz, mängelfrei, vollständig; integrieren heißt wiederherstellen, zusammenfassen / -fügen, so dass nichts übrig bleibt und alles einbezogen ist. Ein schönes Ziel. Bezüglich der Medizin kann man daraus folgern, dass alle Sparten berücksichtigt werden, dass keine Richtung ausgeschlossen wird. Also eine Synthese bzw. Symbiose von konventioneller, komplementärer und Außenseiter-Medizin.

Das Motto, unter dem sich alle einigen könnten, hieße dann: wer wirklich heilt, hat recht, wer auch immer es sei. Über das «Wie» kann man trefflich streiten, denn hier kommt das «nihil nocere» des Hippokrates ins Spiel, also ein Behandeln, ohne dem Patienten Schaden zuzufügen. Ein nebenwirkungsfreies Heilen hätte sinnvollerweise den Vorrang vor einem solchen, das vom Prinzip her mit Nebenwirkungen einher geht. Es gibt keine bevorzugte oder allein seligmachende Medizin, es gibt keinen Absolutheitsanspruch einer Methode oder Methodik. Die Medizin wäre so pluralistisch und variationsreich wie die Menschen und deren Krankheiten. Jedem also das, was er braucht, denn man kann sicher einen 120 kg-Patienten, der von Schweinshaxe und Bier lebt, nicht in einen Topf werfen mit einem zarten Fräulein, das schon vom Ansehen her übersensitiv wirkt. Ersterer reagiert vielleicht eher auf Chemie, letztere auf Homöopathie.

Eine schon ältere und auch bewährte Einteilung der Prioritäten besagt, dass die sogenannte Schulmedizin mit ihrer raschen Effizienz vor allem zuständig sein sollte für akute Zustände und Krankheiten, die sanftere Naturheilkunde für Prophylaxe, Prävention und für die Ausheilung chronischer Erkrankungen. Dies würde allerdings die Bedeutung der Letzteren anheben, denn immer seltener kommt es zu Heilungen im Sinne einer «restitutio ad integrum», immer häufiger sehen wir Chronifizierungen, die offenbar eine Dauertherapie benötigen.

«Von allem das Beste» - wer würde das also nicht wollen, gerade auf dem weiten Feld der Medizin und des Heilwesens. In einer zeitgemäßen, «integrierten Medizin», wie wir sie als Autoren dieses Buches und Betreiber des «QuantiSana Gesundheitszentrums» im schweizerischen Bichwil definieren, kann die Suche nach dem «Besten» für einen Patienten im ersten Schritt – noch vor Auswahl der eigentlich Diagnostik und ggf. Therapie – nur bedeuten, sich selbst als Therapeut und «subjektives Wesen» soweit wie irgend möglich aus den Abläufen der Diagnostik und später der Therapie / Behandlung (emotional) herauszunehmen. Nichts darf den Erkenntnisgewinn, wie dem Patienten geholfen werden soll und womit, stören mit dem, was allein auf Wahrnehmung und emotionaler Intention des Heilers und Therapeuten gründen könnte.

Denn nur so ist es möglich, die Sicherheit und Garantie zu haben, dass dem Patienten nichts «verkauft» wird, was er eigentlich gar nicht braucht; sondern was meist allein auf den Meinungen, Erfahrungen und solitären Wissen des Therapeuten – also allein auf seiner eigenen Subjektivität – basieren würde. Denn nur die «objektiv definierte und erkundete Subjektivität» des Patienten allein kann darüber letztlich entscheiden, was der Patient auf seinem individuellem Weg zur Harmonie wirklich bedarf. Und was eben nicht.

Das Grundprinzip lautet, dass der Organismus am besten weiß, was ihm fehlt und was für ihn gut ist. Daher erfolgt keine Therapie, ohne die Ganzheit des Körpers «befragt» zu haben, was er bejaht oder ablehnt. Dies hört sich einfach an, ist aber eine Revolution. Denn hier ist der Patient mündig, er ist nicht einem Halbgott in Weiß unterworfen, und vor allem keinem «Schema F». Entscheidungen über Diagnosen und Therapien erfolgen im Dialog, zum einen auf der Ebene von (natur-elektrischen) Informationsfeldern, zum anderen von energetischen Frequenzmustern. Diese gehen in tiefer liegende Verursachungen hinein, so dass eine Symptom-Verschiebung oder Verdrängung nicht eintreten kann.

Chemische Mittel kommen dann bei der eigentlichen Therapie gleichberechtigt zum Tragen, insoweit der Körper sie für sich für notwendig erachtet. Werden die Körpersysteme also nicht mit Erregern fertig, wie es bei Parasiten oft der Fall ist, so fordert der Organismus u.U. Würmer-tötende Mittel an (z.B. über Frequenz-Feedback, das mit dem TimeWaver sichtbar gemacht wird). Der Therapeut stellt dazu Fragen und macht Vorschläge, entscheidet aber nicht mit Hilfe eines unzureichenden Verstandes. Die Ganzheit geht immer darüber hinaus, und sie verlangt Toleranz. So ist hiermit eine Form der integrativen Medizin verwirklicht worden, die Spartenkämpfe unnötig macht bzw. ausschließt, denn es ist derjenige der König zu entscheiden, was mit ihm geschieht, um den es eigentlich gehen sollte, nämlich der Organismus des Patienten.

Diese Idee mag auf dem ersten Blick immer noch fremdartig klingen – ein Arzt oder Heiler, der erst einmal nicht mehr vor allem auf seine eigene Erfahrung vertraut, sondern eine Umgebung schafft, in der der Patient als Selbst in Beziehung zu den Instrumenten der Diagnostik und dann auch der Therapie tritt, und quasi selbst und alleine über Bio- oder Frequenz-Feedback definiert, was nun als Maßnahmen für seine Behandlung angestoßen werden soll. Aber – wir erinnern uns: Der freie Wille des Patienten ist das Maß aller Dinge in einer ehrlich meinenden Medizin. Und dem kann man als Arzt und Therapeut nur gerecht werden, indem man den eigenen «Willen» als Arzt und Therapeut auch tatsächlich systematisch ausschaltet. Die Funktion des Arztes ist es, Bedingungen zu schaffen und zu realisieren, in denen sich der «Wille» des Patienten in Bezug auf die eigenen Beschwerden auch sicher manifestieren und ausdrücken kann. Um dann in gleicher Weise und relativer «Distanz» – mit der Richtschnur des Patienten-Willens – auch die eigentliche Behandlung einzuleiten und zu begleiten.

Mit Hilfe neuester quantenphysikalischer Technologien, wie sie die TimeWaver-Systeme heute bieten, kann eine solche «echte» Patienten-Objektivität tatsächlich und verlässlich hergestellt werden. Dabei wird eine Situation geschaffen, in der der Patient direkt mit den verschiedenen Ebenen des (natur-elektrischen) Energie- und Informations-Raums interagiert, um auf diese Weise qualifizierte (Patienten-objektive) Aussagen darüber treffen zu können, an welchen konkreten Stellen das sensible Gleichgewicht der naturelektrischen Felder und Potentiale beim Patienten in Unordnung geraten sein könnte. Denn, wie gezeigt, jede Krankheit, jede Beschwerde des Körpers, jede Infektion lässt sich auch – neben den klassischen Diagnose-Methoden – auf natur-elektrischer Ebene sicher analysieren und bestimmen. Und natürlich auch therapieren, und zwar durch das Einbringen geeigneter resonanter Felder bzw. Potentiale, die mit den entsprechend gegensteuernden Frequenzen der diagnostizierten «Störung» (= natur-elektrische Disharmonie) entgegenwirken können.

Aber das ist nur ein Weg, dem «freien Willen» der Patienten gerecht zu werden in einem Praxis-Alltag. Zur Verfügung stehen auch andere, millionenfach bewährte Diagnostik-Verfahren wie die Messung der bereits erwähnten Herz-

Raten-Variabilität, die Segmentar-Diagnostik sowie die sogenannte Meridian-Diagnostik.

So also kann es aussehen – dieses «Von allem das Beste». Und der Patient ist es, der letztlich autonom entscheidet, welchem Verfahren und welcher Anwendung (und welchem Heiler bzw. Arzt) er sein Vertrauen schenken will. Wir denken, dies ist der heute richtige Weg, um Menschen ganzheitlich im Sinne einer «integrierten Medizin» zu behandeln und heilen. Und die Erfolge in dieser Praxis, aber auch in den Zentren bereits zahlreicher Kollegen, die mit gleichen Diagnose- und Therapie-Konzepten arbeiten, geben uns Recht und bestätigen den Weg, den wir hier eingeschlagen haben. Es liegt nun ggf. an Ihnen – als Mensch und eventuell als Patient – die von uns getroffenen Aussagen mit den eigenen Sinnen zu überprüfen. Und die neue «Integrierte Medizin» mit Ihren dann wieder ganz eigenen und individuellen Anwendungsfällen auf die Probe zu stellen.

Wir sind sicher: Auch Sie werden überrascht und anschließend begeistert sein, wie «leicht» und minimalinvasiv Medizin und Heilwesen heute schon sein können, wenn sie sich allein und ausschließlich am Wohl des Patienten orientieren.

5.2. SCHULMEDIZINISCHE ANWENDUNGEN

Wir erinnern uns auch an den Beginn des aktuellen Abschnitts dieses Buches («Heilung»). Es gibt keine bevorzugte oder allein seligmachende Medizin, es gibt keinen Absolutheitsanspruch einer Methode oder Methodik. Die Medizin ist so pluralistisch und variationsreich wie die Menschen und deren Krankheiten. Wenn es aber auf die Schulmedizin und ihren «Segnungen» zu sprechen kommt, gilt es ganz besonders zu differenzieren.

So sah ein Autor dieses Buches bei Vertretungen in schulmedizinisch geführten Praxen als repräsentativen Querschnitt der Patientenschaft eine immerwährende Gleichheit:

a) das Senken des Cholesterins,
b) das Senken des Blutzuckers,
c) das Senken des Blutdrucks,
d) eine Blutverdünnung,
e) ein Antidepressivum.

Diese Palette machte stets über 60 Prozent der Therapien bei Älteren aus. Es ist dies natürlich alles indiziert, nur leider kommt es in keinem Fall zu einer Heilung, jedoch mit großer Wahrscheinlichkeit zu Nebenwirkungen.

In der Schweiz gab es im Jahre 2008 das berühmte Volksbegehren zugunsten der Komplementärmedizin. Die Wünsche der Bevölkerung sind somit klar; auch in Deutschland und Österreich dürften die Befindlichkeiten der Menschen ähnlich, wenn nicht gleich sein. Unklar ist in Bezug auf die Schweiz die Fähigkeit der Lobbyisten – in diesem Fall in Bern –, den erklärten Willen des Volkes zu konterkarieren. Nach wie vor bezahlen die Krankenkassen problemlos teure chemische Mittel, wohingegen sie bei alternativen Mitteln großen Widerstand leisten. Sanftes Heilen ist einfach nicht erwünscht, denn es könnte ja Scharlatanerie sein. ‹Basel› hat nicht nur seine Bedeutung für Kreditlinien, sondern auch für die sakrosankte forschende Pharma-Industrie, die seit vielen Jahren verspricht, Volkskrankheiten zu heilen, ohne dies je verwirklicht zu haben.

Wenn ein Naturheilkundler die These aufstellt, dem Organismus des Menschen seien alle Fremdstoffe unzuträglich, und dies gälte auch für Metalle, insbesondere Schwermetalle, und dies gälte auch für Impfungen, so bewegt er sich schon am Rande der Legalität. Obwohl die Logik mit ihm sein könnte. Und wenn er darauf besteht, es sei sinnvoll, den Organismus fast aller Menschen zu entschlacken, zu entgiften und zu entsäuern, so wird er zu einem fanatischen Spinner erklärt. Obwohl die Logik mit ihm sein könnte.

Jedoch wollen wir als Mediziner integrieren, also der Schulmedizin ihre Übergriffe, Abwertungen und Verurteilungen verzeihen. Die beiden «Oldtimer» ihrer Therapie sind nach wie vor im Akut-Fall von großer Bedeutung, nämlich Antibiotika und Corticoide. Niemand wollte darauf verzichten, auch nicht ein Alternativmediziner, der mit einer Blutvergiftung oder einem Bienenstich-bedingten Schock konfrontiert wird. Ins Gerede geraten sind in jüngster Zeit allerdings wiederum Chemotherapie, Transplantationen und Genmanipulationen. Hier würde ein Naturheilkundler wohl sagen: ‹nicht mit mir›. Und hier fühlt auch das gesunde Volksempfinden in sich eine Abwehr, die meist erst durch professoralen Druck überwunden wird: ‹für mich oder gegen mich, dazwischen gibt es nichts›.

Antibiotika

Antibiotika (von griech. anti – «anstelle, gegen» und bios – «Leben», mit lateinischer Endung) sind im ursprünglichen Sinne natürlich gebildete, niedermolekulare Stoffwechselprodukte von Pilzen oder Bakterien, die schon in geringer Konzentration das Wachstum von anderen Mikroorganismen hemmen oder diese abtöten können. Heutzutage wird der Begriff «Antibiotikum» weiter gefasst.

Antibiotika und ihre Derivate werden vielfach als Arzneistoffe in der Behandlung von Infektionskrankheiten verwendet. Im weiteren Sinne werden auch solche Substanzen mit antimikrobieller Wirkung als Antibiotika bezeichnet, die in der Natur nicht vorkommen und sowohl teilsynthetisch als auch vollsynthetisch oder gentechnisch gewonnen werden.

Die Bezeichnung Antibiotikum leitet sich von Antibiose ab, einem von Paul Vuillemin 1889 geprägten Begriff, der einen Zustand beschreibt, wenn ein Lebewesen im völligen Gegensatz zu einem anderen steht. Obwohl Antibiose also schon lange bekannt ist, gilt als die erste therapeutisch antimikrobiell eingesetzte Substanz das synthetisch hergestellte Arsphenamin. Die Bezeichnung «Chemotherapeutikum» für chemisch-synthetische antimikrobielle Stoffe stammt ebenfalls bereits aus der Zeit der großtechnischen synthetischen Herstellung der Sulfonamide.

Erst später wurde das Penicillin als erster natürlich vorkommender antimikrobieller Wirkstoff in die antibakterielle Therapie eingeführt. Heute differenziert man allgemein nicht mehr in Substanzen biologischen Ursprungs (Antibiotika) oder synthetisch hergestellte Chemotherapeutika. Allerdings sollte der Begriff «Chemotherapeutika» nach Übereinkunft der entsprechenden Wissenschaftsdisziplinen den antineoplastischen (gegen Krebs u.ä. gerichteten) Medikamenten (beispielsweise Zytostatika) vorbehalten bleiben («Chemotherapie»).

Im allgemeinen Sprachgebrauch bezieht sich der Begriff Antibiotika meistens auf Arzneistoffe oder Arzneimittel zur Behandlung bakterieller Infektionskrankheiten. Zusammen mit Mitteln gegen Infektionskrankheiten durch Protozoen (Antiprotozoika), gegen Pilze (Antimykotika), gegen Viren (Virostatika) und Würmer (Antihelminthika) bilden sie die Gruppe der Therapeutika gegen Infektionskrankheiten (Antiinfektiva). Das Hauptproblem ist heute die Resistenz von Erregern gegen Antibiotika.

Corticoide

Corticoide oder Cortine, veraltet Kortikosteroide bzw. Kortikoide, sind eine Gruppe von ca. 50 in der Nebennierenrinde (NNR) gebildeten Steroidhormonen sowie chemisch vergleichbarer synthetischer Stoffe. Alle Corticoide entstehen dabei aus dem Ausgangsstoff Cholesterin.

Die Corticosteroide lassen sich nach ihrer biologischen Wirkung bzw. ihrem Bildungsort in drei Gruppen einteilen:

1. Mineralocorticoide (Hauptvertreter Aldosteron), werden in der Zona glomerulosa der Nebennierenrinde gebildet und beeinflussen vorwiegend den Kalium-Natrium-Haushalt und damit den Wassergehalt des Körpers.
2. Glucocorticoide (Hauptvertreter Cortisol) werden in der Zona fasciculata der Nebennierenrinde gebildet. Sie vermitteln wichtige Wirkungen im Glucose-, Lipid- und Proteinstoffwechsel.
3. Androgene (Hauptvertreter Dehydroepiandrosteron (DHEA)) und Oestrogene werden in der Zona reticularis der Nebennierenrinde gebildet.

Zu den natürlichen Glucocorticoiden gehören Cortison, Corticosteron und Cortisol; zu den Mineralocorticoiden das Aldosteron und Desoxycorticosteron. Synthetische Corticoide sind z. B. Prednison und Prednisolon, Methylprednisolon, Triamcinolon, Dexamethason, Betamethason und Paramethason.

Corticoide werden zur Behandlung von u. a. Asthma, Ekzemen, Epilepsie, Lichen sclerosus, Neurodermitis, Cluster-Kopfschmerz, rheumatischen Erkrankungen, chronisch entzündlichen Darmerkrankungen (Morbus Crohn, Colitis ulcerosa), Nephritiden, Schuppenflechte (Psoriasis) sowie bei bestimmten Chemotherapien (Morbus Hodgkin, NHL) eingesetzt. Bei längerem Einsatz entstehen Nebenwirkungen.

5.3. MEDIZINISCHE HILFSMITTEL: ZEIT UND GLÜCK

Nach soviel vor allem irgendwie technokratischem Wissen und Inhalten ist es sicher noch einmal notwendig, an den Grundsatz all dieser Diagnosemethoden und Therapie-Konzepte – an die Basis all dieser heil-medizinischen Werkzeuge – zu erinnern: An den Menschen, für den all diese Segnungen einer modernen integrierten Medizin eigentlich gedacht sind. Und den vielleicht die ganzen zur Verfügung stehenden Behandlungen eher verwirren als ihm die Sicherheit zu geben, welches dieser Werkzeuge nun den für ihn richtigen Weg aus einem eventuellen Leiden beschreiben und bringen könnte.

Wie gesagt, es gibt da nie einen einzigen Weg, der für alle Patienten gelten könnte. Es wird immer der individuellen Suche und Auswahl bedürfen, um zu entscheiden, welche Behandlungsart und welche Therapie mit welchem Instrumentarium und welchen Präparaten für einen selbst zur Anwendung kommen soll. Dafür bedarf es immer ausreichend Zeit. Und dieses ganz besonderen Vertrauensverhältnis zwischen Patient und Arzt, das erst dem Patienten die Sicherheit und Souveränität geben kann, wirklich die für ihn besten Informationen zu erhalten; und darauf aufbauend, die bestmögliche Entscheidung für sich und seinen Organismus treffen zu können.

Basis dieses besonderen Vertrauensverhältnisses zwischen Patient und Arzt kann wieder nur das persönliche Lebensglück des Arztes / des Therapeuten sein – denn ein unsicherer oder hektischer oder übelgelaunter Heiler wird nie seinem Patienten die Sicherheit und Souveränität vermitteln (dem Patienten gegenüber «ausstrahlen») können, die dieser braucht, um seine eigenen Unsicherheit gegenüber der Krankheit und seiner möglicherweise die Krankheit verursachende Gesamtsituation in seinem Leben verlässlich abbauen zu können.

Erst das eigene Glück – und damit die Liebe und Harmonie – des Arztes / des Heilers wird diese heilsame Atmosphäre schaffen und begründen können, in der eine von Grund auf funktionierende, echte und langfristig wirkende Heilung stattfinden kann. Keine der hier dargestellten, noch so ausgefeilten Behandlungsmethoden wird irgendeine positive Wirkung beim Patienten bewerkstelligen können, wenn der Therapeut nicht aus einer wirklich ehrlichen Berufung und Passion heraus seine Hilfe dem Patienten gegenüber «initiiert».

Wenn aber alle Bedingungen stimmen – wenn zur genügenden Zeit für Gespräch und Kennenlernen, wenn zum gegenseitigen Respekt und der lebendigen Nächstenliebe zwischen Patient und Therapeut auch die «guten» Werkzeuge und Methoden kommen, die nie schaden dürfen, aber sehr oft wirkliche Hilfe bedeuten können, können selbst Wunder möglich werden in der Interaktion von Arzt und Patient; und Krankheiten ihre Heilung finden, an denen sich eine Schulmedizin bereits «die Zähne ausgebissen» hat.

6. SCHLUSSWORT

Wenn Sie nun, am Ende dieses Buches, noch einmal darüber nachdenken, was die Quintessenz all der in den vorangegangenen Kapiteln dargelegten Überlegungen und Überzeugungen ist, kommen Sie sicher zu demselben Schluss wie wir als Autoren dieses Buches: Die beste «Medizin» ist vollkommene Harmonie. Harmonie mit sich selbst. Harmonie mit den anderen Menschen in unserem Leben. Harmonie mit allen Menschen um uns herum. Harmonie mit der Natur. Harmonie mit der ganzen Welt. Harmonie mit dem gesamten Kosmos, dem gesamten Universum. Eigentlich, klar: Harmonie mit allem. Klingt vielleicht zu groß als Herausforderung für einen einzelnen, einzigen Menschen? Aber warum eigentlich?

Harmonie ist ein faszinierender Begriff und meint eine ebenso faszinierende Sache: denn, habe ich die Harmonie mit mir selbst gefunden – also der erste Schritt auf der Suche nach der allumfassenden Harmonie – habe ich bereits die Harmonie mit allem erreicht. Es beginnt bei mir; und wirkt und strahlt überall hin. Der russische Astrophysiker Nikolai Kozyrev beschrieb dieses «physikalische Phänomen» der Harmonie als Wesen der von ihm so genannten Zeitwelle: Alles was passiert, ist sofort überall präsent; ist mit allem und jedem «verschränkt». Das ist keine laue Phantasie oder Esoterik. Es ist simple Physik.

Man ändert die Welt, indem man die «zwei Meter um sich herum» verändert. Es bedarf nicht großer Revolutionen und gewaltiger Aktionen, um dem Sein einen «Tritt in die richtige Richtung» zu verpassen. Es braucht nur die «kleine» Veränderung im eigenen Leben, aus Problemen wieder «Chancen» zu machen. Aus «Sünde» nur noch «Fehler», die man korrigieren kann und für die man ohne Wenn und Aber die Verantwortung übernimmt. Für die man um Verzeihung bei andern bitten kann. Das eigene «Schicksal» annehmen zu lernen. Und die Dinge loszulassen, die einem belasten, uns in einen destruktiven Stress versetzen sowie Ruhe und Schlaf rauben können. Am wichtigsten ist dabei aber wohl: Die Angst zu überwinden. Die Angst vor dem Leben, vor allem aber auch die Angst vor dem eigenen Tod.

«Krankheit» im Sinne von «Unordnung» oder «Chaos» ist die Reaktion des Körpers auf etwas, das unser irdisches Leben und unseren irdischen Leib aus dem Gleichgewicht geworfen hat. Aus einem natur-elektrischen Gleichgewicht, einer energetischen Balance, die unseren Urzustand beschreibt, aus dem heraus wir in diese Welt geboren wurden, und den zu erreichen offenbar immer wieder unsere Bestimmung zu sein scheint.

Eigentlich ist es nie schwer, die Dinge zu tun, die einem Glück, Frieden und diese bestimmte Harmonie schenken. Denken Sie an das Barfusslaufen im feuchten Gras, das Ihnen simple elektrische Erdung verschafft – und damit eben auch Harmonie. Gleiches gilt für Schwimmen in einem See oder einem Meer. Oder jemanden in den Arm zu nehmen und fest an sich drücken – zum Trost, oder um Zuneigung und Liebe zu geben, das helle Tageslicht auf seiner Haut und in seinen Augen wahrzunehmen. All das sind sehr viel mehr als «nur» sinnliche oder emotionale Erlebnisse. Es ist ein schöner und positiver elektrischer und Energie-Sturm, der unseren gesamten Körper und unsere Seele erfasst, gar wohlig erschüttert und uns auf diesen Weg hin zur absoluten Harmonie bringen kann.

Alles andere – all diese Arzneien und Therapien, all diese Apparate und Präparate der modernen Medizin, selbst dieses Buch - oder der erwähnte EarthWaver – sind nur Werkzeuge, die uns auf diesem Weg, unterstützen können. Wir und unsere Leben «schwingen» zwischen den Extremen Chaos und Starre, mit dem Ideal der Harmonie in unserer Mitte. Wir alle wissen, wie sich diese Harmonie körperlich und seelisch anfühlen kann. Und eigentlich wissen wir alle auch, was in uns diese Harmonie bereiten kann. Also – warum fangen wir nicht an, diese Harmonie für uns einfach herzustellen? Mit dem, was uns diesen köstlichen Frieden zu bereiten weiß?

Einfach beginnen. Einfach suchen. Einfach anfangen, diesen Weg zu gehen. Einfach nach dem Weg fragen. Einfach aufräumen im Leben, wenn es Chaos gibt. Einfach Bewegung herstellen, wenn alles erstarrt scheint im eigenen Sein.

«Alle Dynamik im Universum ist die logischste Definition für Gott» – das ist die Quintessenz des Lebens. Das ist die Quintessenz dieses Buches, wie wir als Autoren sie verstehen. Und wir sind Teil dieser (natur-elektrischen) Dynamik in diesem Universum. Es liegt allein an uns selbst, in welche Richtung uns diese Dynamik in unserem eigenen Leben und Sein führt. Und von wem wir uns dabei unterstützen lassen, wenn wir Unterstützung brauchen.

Machen Sie sich auf, liebe Leserinnen und Leser, Ihre ganz eigene und individuelle Harmonie zu suchen und zu finden. Und fragen Sie nach Hilfe, wenn Sie Hilfe brauchen. Und messen Sie jenen, den Sie um Hilfe bitten, daran, ob er oder sie die Liebe in sich trägt. Und es wirklich ehrlich mit Ihnen meint. Wenn Sie dafür etwas Zeit zum Nachdenken brauchen – nun, dann nehmen Sie sich immer und unter allen Umständen diese Zeit. Gehen Sie dazu vielleicht hinaus auf eine Wiese voll frischem Tau und laufen Sie barfuss ein paar Mal auf und ab, um sich wieder einmal zu erden – Sie werden erleben, wie das Ihren Kopf frei macht (von unnötigen Ballast), sie lächeln lässt und klar zeigt, was Ihr ganz eigener Weg sein wird, Harmonie zu finden. Seien Sie sich sicher. Denn den ersten Schritt haben sie dann gerade eben getan.

In Liebe,

Ihr **Dr. Manfred Doepp**
und Ihr **Alexander Glogg**

Bichwil / CH, im Jahre 2014

Bezugsquelle:

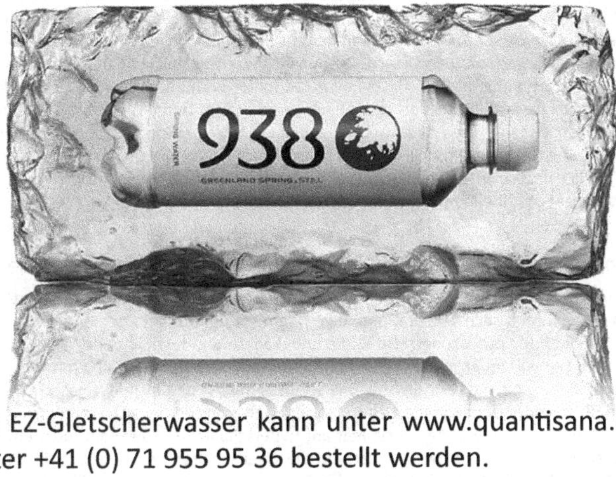

Dieses 938 EZ-Gletscherwasser kann unter www.quantisana.ch oder per Telefon unter +41 (0) 71 955 95 36 bestellt werden.

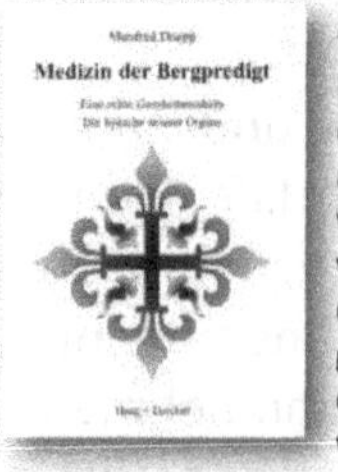

Dr. Manfred Doepp | **Medizin der Bergpredigt**

Die Medizin unserer Tage hat sich so weit sowohl von den Ursprüngen als auch vom Ziel entfernt, daß eine Rückbesinnung notwendig ist. Wo wäre im „christlichen Abendland" ein besserer Anker zu finden als im Wirken und in den Aussagen von Jesus, dem Christus, der auch ein großer Heiler war? Leider wurde seine Botschaft so oft korrigiert, daß sie nur in den zentralen Aussagen richtig zu finden ist, also vor allem in der Bergpredigt. Da bevorzugt die spirituellen Aspekte wie etwa die Ihm selbstverständliche Lehre der Reinkarnation eliminiert wurden, sind diese übereinstimmend mit den Wahrheiten aller guten Esoterik zu berücksichtigen. Daraus resultiert, daß die Wege zum Heil der Seele und zur Heilung des Körpers weitgehend übereinstimmen, insoweit beim Heilen weder Seele noch Körper manipuliert werden. Als Ergebnis tritt eine neue Medizin in Erscheinung, die gleichzeitig die älteste Heilkunde der Menschheit ist und von allen großen Heilkundigen vertreten wurde. Sie kann nur eine echte Ganzheitsmedizin sein und beinhaltet die Sprache unserer Organe. Jedoch ist sie keine Barfußmedizin, sondern integriert die moderne Physik der Energie, Wellen und Quanten.

Alexander Glogg & Nicole Lehmann | **Das Buch des Lebens**

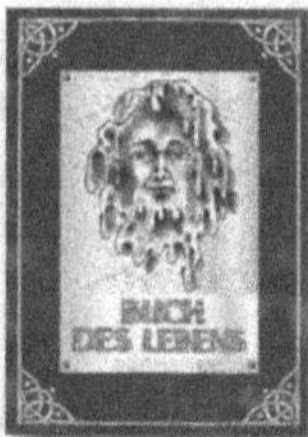

Ein liebevoll gestalteter Ratgeber für Kinder, der ihnen die Zusammenhänge des Lebens erklärt und veranschaulicht. Das vermittelte Wissen gibt ihnen die Möglichkeit, den Problemen und Konflikten im Leben mit Gelassenheit entgegenzutreten, um diese harmonisch zu lösen und zu meistern. Sie lernen sogar, das Unmögliche möglich zu machen - mit Willenskraft. Erzählt wird die Geschichte des Waisenjungen Tim, der bei seiner Großmutter aufwächst. An seinem zehnten Geburtstag begibt sich Tim auf eine abenteuerliche Reise, um das geheimnisvolle Erbe seiner verstorbenen Eltern zu finden und anzutreten. Der Junge erleidet auf seiner Suche Schiffbruch und wird an einer morgenländlichen Küste angespült. Die Geschwister Fatima und Badu finden ihn und nehmen sich seiner an. Tim erfährt von Fatima und Badu, dass sie ebenfalls Waise sind. Ihre Eltern haben ihnen eine mysteriöse Schriftrolle hinterlassen, in der ihnen das Erbe ihrer Eltern versprochen wird. Die drei Kinder erkennen ihr gemeinsames Schicksal und verbünden sich. Die Schriftrolle weist ihnen durch Rätsel den langen Weg zu ihrem unbekannten Ziel. Beim Enträtseln der Verse helfen ihnen «Fosty» Geschichten, die Tim von seiner Großmutter erzählt bekommen hat und an die er sich erinnert. Durch diese Geschichten werden den Kindern die hermetischen Prinzipien des Lebens erklärt. Die drei Freunde erleben auf ihrer Suche viele Abenteuer in der Wüste und müssen sich gefährlichen Situationen stellen, bevor sie den Schatz aller Schätze finden. Dieses pädagogisch wertvolle Kinderbuch enthält im Anhang ein umfassendes Nachschlagwerk mit dem die jungen Leserinnen und Leser ihr erlangtes Wissen vertiefen können - das Ziel des Buches ist die praktische Anwendung im alltäglichen Leben.

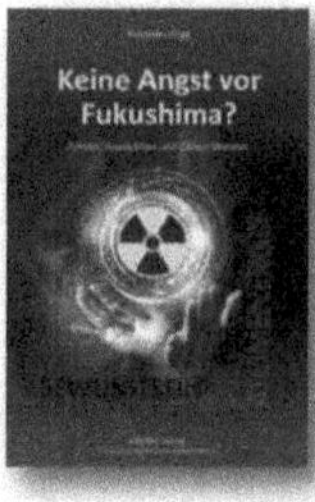

Alexander Glogg | **Keine Angst vor Fukushima?**

Heißt es «keine Angst», weil die freigesetzten Radionuklide etwa geringfügig oder ungefährlich wären? Nein, keineswegs. Sondern aus gänzlich anderen Gründen, wie Sie in diesem Buch erfahren werden. Die nukleare Katastrophe von Fukushima macht deutlich: Die Menschheit kann die atomare Gewalt und Gefahr schon in der zivilen Nutzung nicht auf Dauer wirklich sicher beherrschen. Dabei ist es für einen globalen Atomausstieg bereits «Fünf nach Zwölf», denn die Gefahr durch den weltweiten Fallout ist bereits jetzt größer und unmittelbarer, als es der Öffentlichkeit bisher von offizieller Seite glaubhaft gemacht wird. Doch niemand kann dieser unsichtbaren, schleichenden und real sehr viel größeren Gefahr als bisher bekannt, entfliehen. Und niemand sollte vor der Bedrohung durch denkbare und immer wahrscheinlichere Strahlenschäden die Augen verschließen. Denn es gibt auch sehr gute Möglichkeiten, auf die wachsenden Risiken des anschwellenden nuklearen Fallouts präventiv zu reagieren. Das Buch Keine Angst vor Fukushima zeigt auf, wie jeder Einzelne sich und seine Angehörigen mit einfachsten Mitteln vor der unsichtbaren radioaktiven Bedrohung sicher und zuverlässig schützen kann. Damit aus der bisherigen Angst vor Radioaktivität eine echte Chance für neues, angstfreies Menschheitsbewusstsein werden kann.

Reiner Gebbensleben | **Der sechste Sinn und seine Phänomene**

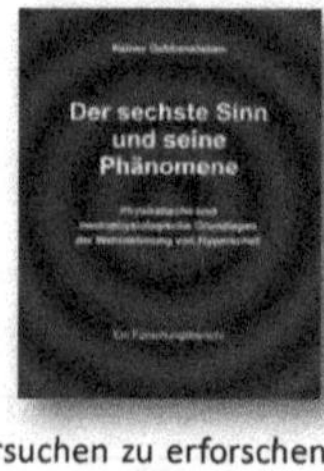

Unter Einbeziehung mehrerer Fachgebiete und mit Hilfe bekannter physikalischer Gesetze wird erstmals das Rätsel um den sogenannten sechsten Sinn und die mit ihm verknüpften Phänomene gelöst. Der Leser wird auf eine spannende Entdeckungsreise in die unbekannte und faszinierende Welt des Hyperschalls mitgenommen. Seine Frequenzen liegen im höheren Terahertzbereich und sind mit technischen Geräten gegenwärtig noch nicht direkt messbar. Als Schlüssel für die gefühlsmäßig schon seit Jahrtausenden bekannte Existenz des unbewusst arbeitenden sechsten Sinns erwies sich die Informationstheorie. Die jedem Menschen angeborene Sensibilität auf Hyperschallfelder sowie ein rudimentärer, einst der Flucht dienender Reflex wurden genutzt, um die Eigenschaften von Hyperschall mit den wissenschaftlichen Methoden der Beobachtung und des Experiments und anhand von Modellversuchen zu erforschen. Der Leser erfährt, dass ihn die Natur nicht nur mit den bekannten fünf Sinnen, sondern auch mit einem ausgeklügelten System zum Empfang und zur Verarbeitung von Hyperschallsignalen ausgestattet hat. Am Ende der Lektüre wird er wissen, dass Hyperschall zum Betriebssystem des Menschen gehört und dass sämtliche der Esoterik zugeordnete Phänomene normale Hyperschallphänomene sind und sich mit den Gesetzen des physikalischen Standardmodells plausibel erklären lassen. Er wird eine neue Sicht auf die Natur und das Leben gewonnen und vor allem etwas über sich selbst erfahren haben.